早春の風になった娘に

十八年目に届いた国の詫び状

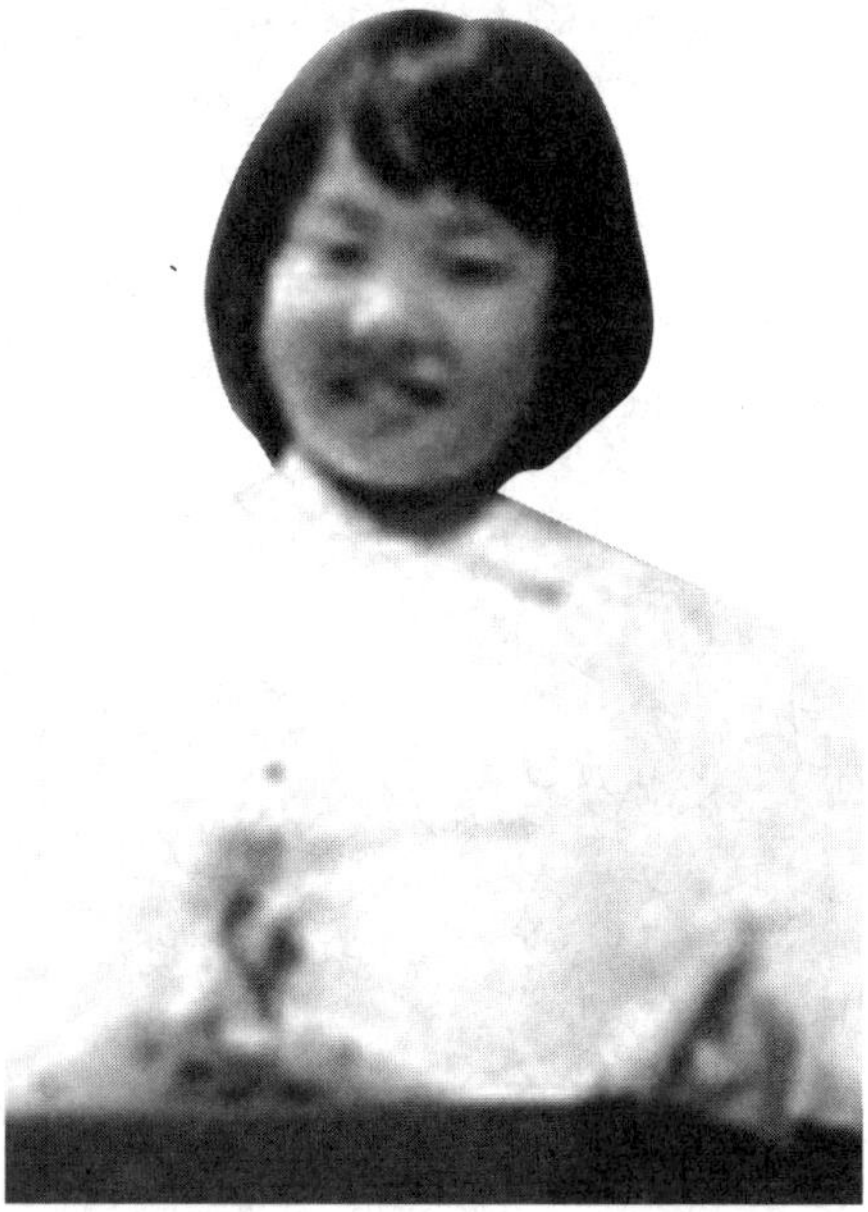

前田きよ子

海鳥社

はじめに

昭和五十年（一九七五）一月、健康だった次女、五実《いつみ》（小学校六年生、十二歳）を突然病魔が襲い、原因不明のまま、二年間の闘病生活も空しく天国に旅立ちました。中学校で着るために用意し、試着したセーラー服は棺の中に入れることになりました。

私たちは五実の病気の原因について、様々に考えました。なれない専門書を開き、五実の状態を観察し、最終的にたどりついたのが「予防接種の副作用」です。五実は発病の前、一月二十一日にジフテリア四期の予防接種を学校で受けていました。しかし、国は予防接種を原因とは認めませんでした。

この娘の無念の死を、夫と私はどうしても諦められませんでした。何が五実に起きたのか、そのことをはっきりさせたかったのです。

予防接種事故が起こっていることは知っていましたが「まさか、わが家で起こるとは……」思ってもいませんでした。私たちは恥ずかしいことに、対岸の火事と受けとめていました。

夫と私が行動を起こしたのは、弁護士さんを同行しないと行政認定の申請書の用紙すら渡さない行政の態度でした。これでは認定への入口で諦めざるを得ず、どうすることもできずに泣いている人が多いに違いないと思ったのです。何事もない時は見えなかった行政のあり方も気になり出しました。

やっと提出した行政認定の申請書は、ひと言の理由、説明もなく「却下」。行政不服審査の申し立てすら「なじまない」ということでした。そこで、やむなく司法の判断を仰ぐことにし、「九州地区予防接種被害者の会」を設立。

十五年に及ぶ裁判は、多くの人たちの温かい支援で国に勝訴しました。裁判長は、その判決文のなかで、私たち未認定者と家族は「二重の苦を味わった」と述べました。

法廷での闘いに敗れた国は、司法の判断に従うと頭を下げながら、また法の網を被せて再申請を阻みました。その時、私たちに問い詰められた末端の行政マンが、苦悩を隠しきれずに言ったのは「法は運用する者次第です」という言葉。

国から一枚のお悔やみのことば」が届いたのは、五実の死から十八年目のことでした。

国は、なぜ被害者が厳しい環境の中で、慣れない裁判を起こすのかをよく考えて欲しい。

そして、抱え込んでいる多くの情報を国民のためにぜひ生かしてもらいたい。

予防接種被害での無念の死と、重度の障害を負った不憫な子どもたちは、自分の夢を叶えることはできませんでしたが「予防接種法」の改正につながりました。

私は五実の発病から三十二年後に、五実の闘病と認定を求めた二十年余りの足跡を、やっとまとめることができました。

今日、厚生省は厚生労働省と名前を変えましたが、薬害エイズや薬害肝炎問題などをめぐる対応などを見ていると、その姿勢が患者を第一に考えるということには、未だなっていないように思うのです。

本書が、いわれなき被害で苦しむ患者やその家族の苦しみと悲しみを知っていただくきっかけになることができれば幸いです。

平成二十年二月

前田きよ子

目次

発　病

次女五実の誕生

昭和三十七（一九六二）年六月二十九日、我が家に次女が誕生した。

この年は、八幡、戸畑、小倉、若松、門司の五市が合併して、北九州市を誕生させようとする動きを新聞などが報じていた。未来を見据えた北九州市の誕生と我が子の成長を重ねて、次女に「五実《いつみ》」と命名した。二歳上の姉・久美子に続いての女の子の誕生である。

翌年の昭和三十八年二月、北九州市がスタート。さらに、昭和三十九年は東京オリンピックが開催された。復興した日本を世界にしめす場でもあった。私たちも希望にあふれていた。

そして、この年、夫は「これからは自動車の時代である。自動車関係の商売をしたい」と、私に宣言し、脱サラして、現在の八幡東区紅梅町に空き家を借りてタイヤの販売と修理の店を始めたいと言った。

夫は自動車整備士の国家資格二級を持っていたので、本当は自動車の整備工場を開きたかったが、これには資金がなかった。その時の私は、深く考えないで、もし失敗しても運転手をしたら生活はできると思い賛成した。

始めたばかりの仕事は平日が暇で、同業者が休む日祝日とか時間外の深夜に、困った客が飛び込んできた。そして、その時の客が次の客を紹介してくれるようになった。八幡はさすがに鉄の街である。鉄屑を踏んでパンクする車が多く、商売はすぐ軌道に乗り、三カ月分の生活費しか用意できぬままのスタートだったが、その心配はすぐ消えた。

また、店の前が「東京オリンピック」の聖火の中継点という思わぬ出来事があり、そのことも、私たちの将来に大いに希望を持たせた。

しかし、一年後に店の前が駐車禁止となり、現在の国道3号線（復興道路）沿いに移転することになった。移転費用など借金を抱えての再スタートである。四十坪ほどの敷地に古材の二階建てで、一階は工場、二階が住まい、とりあえず仕事と生活ができるようにしたが、冬はすき間から霰《あられ》が吹き込んだ。

当時は高度成長期の真っ只中で、池田内閣の「所得倍増計画」が発表され、東京オリンピックの成功と、これにともなう道路などの社会的投資が盛んに行われ、昭和四十七年には田中角栄によって「日本列島改造論」が叫ばれた。北九州では新幹線のトンネル工事、新日本製鐵八幡工場（旧八幡製鐵所）でシームレス工場が建設されるなど、高度成長の波に乗り工場の仕事は忙しくなってきた。

この後、オイルショックが起きたが、それまでのユーザーへの対応がよかったのか、むし

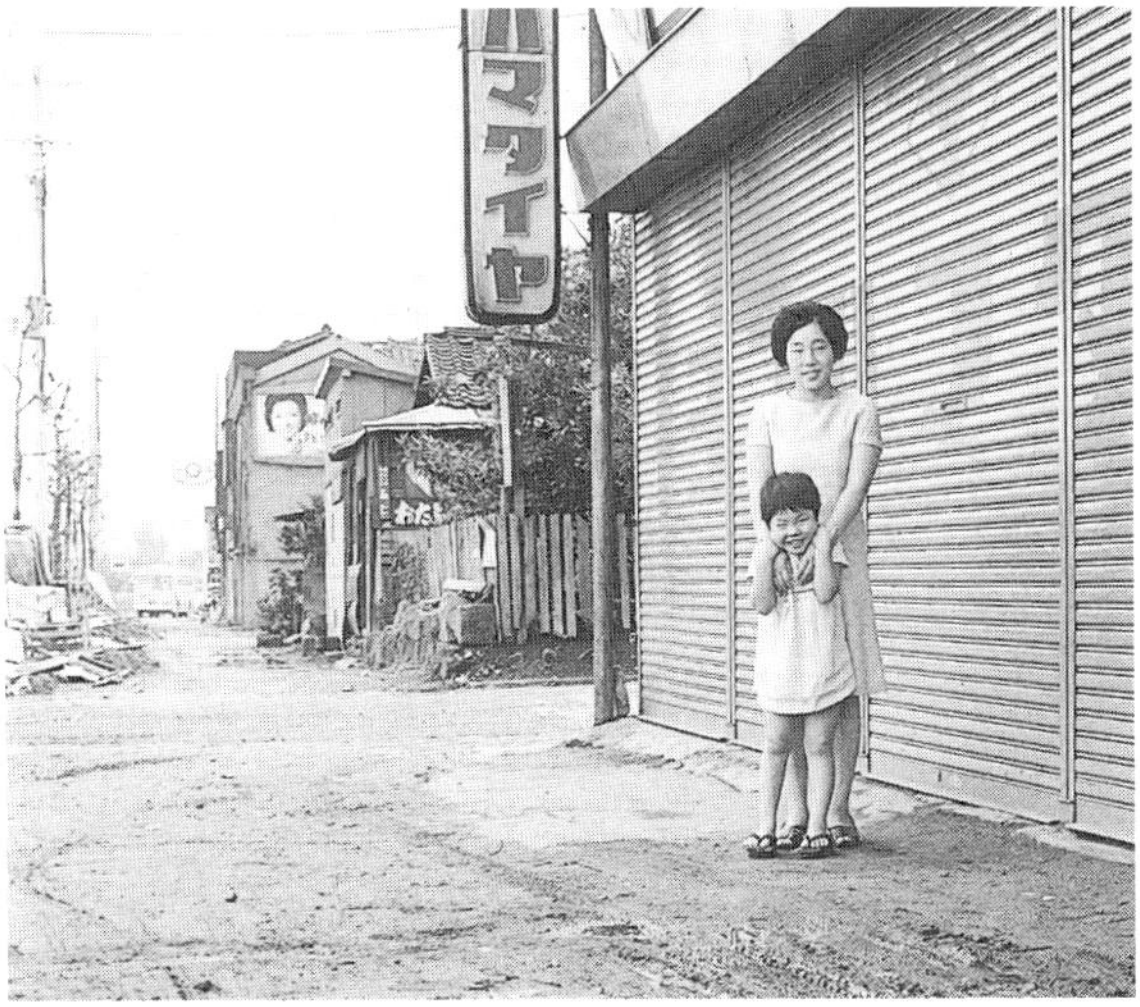

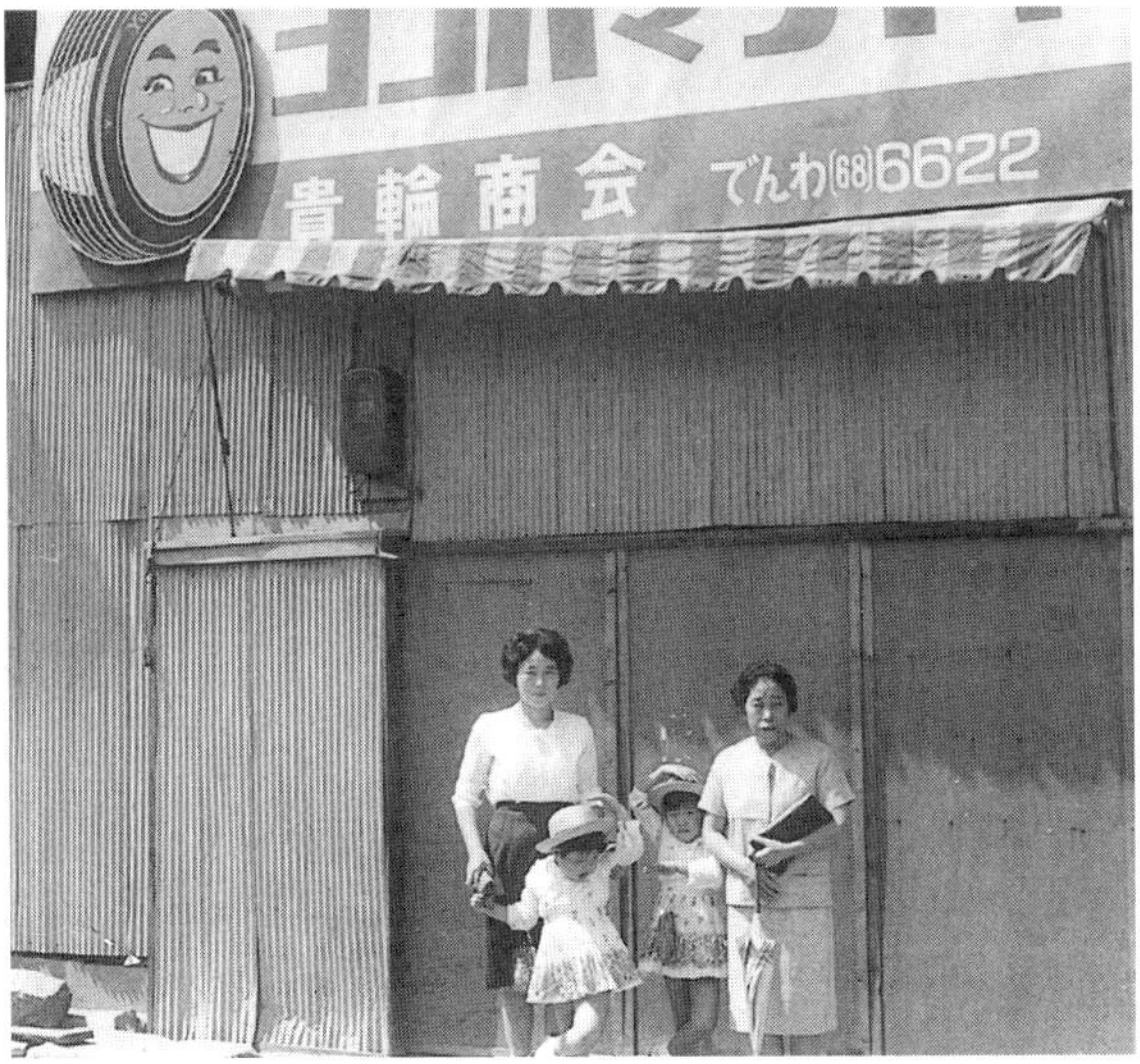

鉄筋の工場兼自宅の前で上・五実と著者。
下・五実（左）と姉・久美子、後、祖母（右）と著者

ろ得意客が増え、工場も個人経営から有限会社と組織も社名を変更することができた。建物も鉄骨造りと変えた。

一階を店舗兼工場、その奥に間仕切りをして事務所。事務所は歩道、車道に面していたのでガラスの入ったアルミのサッシ戸から外の景色がよく見えた。中二階が商品などを在庫する倉庫で、事務所の横から鉄骨の階段を上った三階が住まいである。

昭和四十五年五月、我が家に長男・耕一が誕生する。長女・久美子、九歳。次女・五実、七歳。三人の子どもは健康に育ち、なにもかも順調なように思えた。

下肢の脱力

五年後の昭和五十年一月、五実は元気で十二歳、小学校六年生になっていた。この五実を突然病魔が襲った。

その日、五実は、いつものように事務所の前をガラス越しに「ただいま」と、学校から帰ってきた。私も事務の手を休めて、ガラス戸の向こうに「おかえり」と声をかける。五実は事務所の横から、三階の住いへと鉄骨の階段を上って行った。

普段なら「静かに上りなさい」と、注意するはずだが、今日の五実の足音は、心なしかカ

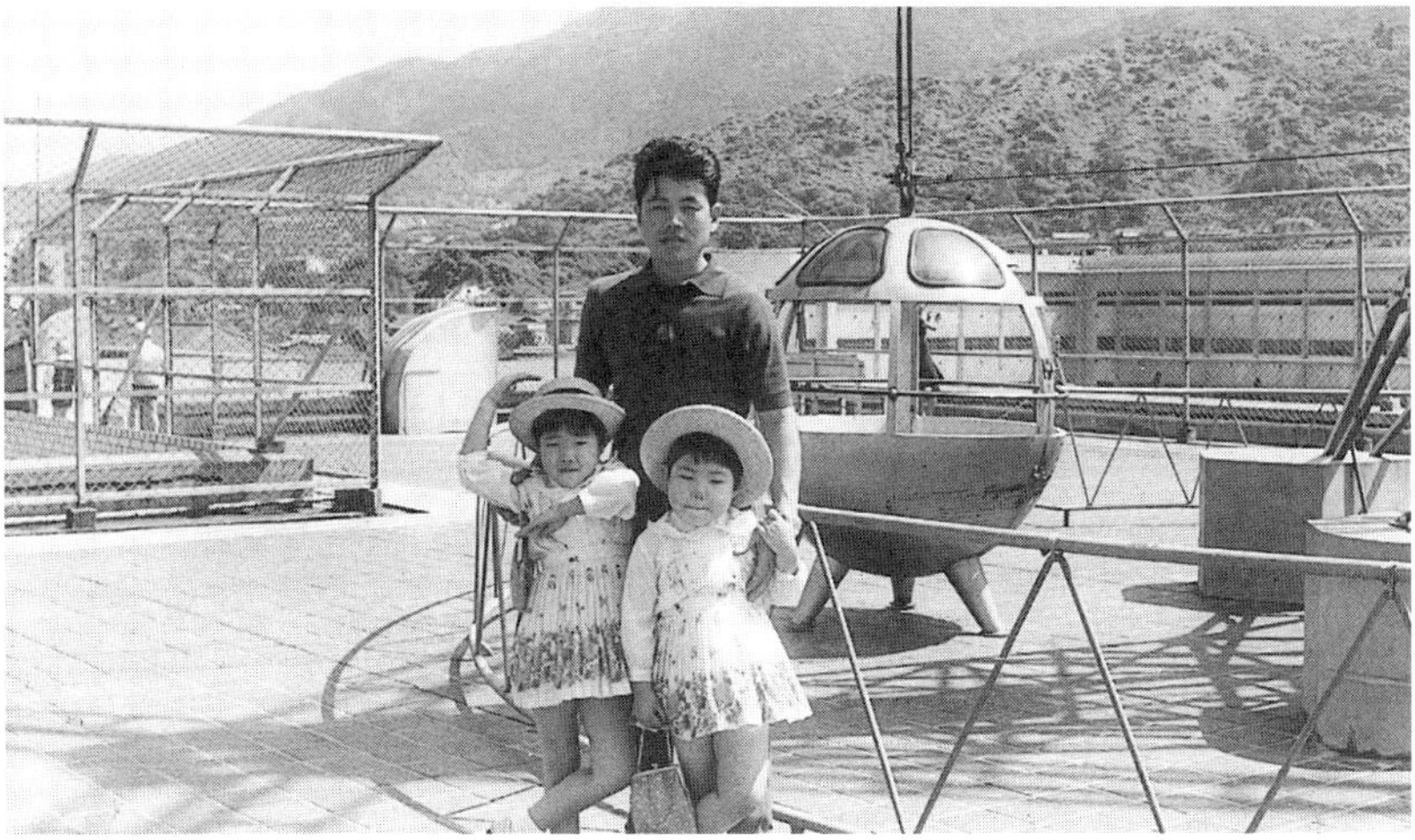

お父さんと一緒の久美子と五実（右）、
八幡にあったスーパー大栄の屋上で

タンコトンと不自然で弱々しい。後ろ姿も妙に気になり不安がよぎった。

私は、仕事を中断し三階に駆け上がってみると、五実はカバンと手さげ袋を子ども部屋の入り口に置いたまま、ベッドの上にごろんと横たわっていた。

「どうしたん」と、私は五実の顔を見ながら額に手をやったが、熱はなさそうだ。

「きつい！」と、五実は横たえた体を動かそうとしない。

「帰ってきたとき、足を引きずってなかった？」

「分からん」と五実は首を振った。

「じゃ、ちょっと起きてごらん」と、私は背中に手をやりながら起きるのを手伝い、投げ出した足を片方ずつ、腿の付けねから足首まで押さえながら痛くないかと何度も聞いた。

五実は、ちょっと間を置いて「痛くないけど、足に力が入らない」と答えた。

とりあえず救急箱のハリ薬を、ふくらはぎと膝に貼ってやる。内心おかしいと思いながらも、元気印の五実のことだからすぐよくなると思い直した。その日から五実は食欲がなくなったように思う。

次の日、そしてその次の日も、五実はハリ薬をかえるだけで学校に行った。車で送り迎えをしながら、これはただごとではないと私の胸は騒いだ。明日は病院に連れて行こう。

「筋肉痛か肉ばなれ」と診断

一月二十五日、五実は学校に行く用意をして、私と一緒に近所の和田外科に行った。

「どうしましたか」と、医師は五実の顔を覗き込んだ。

「友達とゴム跳びをして元気でしたが、二、三日前から突然足に力が入らないと言って、歩く様子もおかしく元気がありません……」と、私は五実の状態を説明した。

先生は私の話を聞くと五実をベッドに寝かせ、足を曲げたり、伸ばしたりした。そして「歩いてごらん」と五実の体を起こした。五実は診察室のなかを歩いて見せた。

「はい、いいですよ」と、先生は言うと看護婦さんに電気治療器にかからせてハリ薬をし

てやるように指示した。私の不安そうな様子に、

「筋肉痛か肉離れでしょう。心配ないですよ」

と血色のいい先生の顔が笑った。五実も私も先生の言葉にうなずき、私たちは少し安心した。窓口で、ハリ薬と飲み薬を受けとると、五実を車に乗せて学校へ急いだ。

六年二組の五実の教室は三階だった。抱えるようにして上って行ったことを覚えている。学校が終るのを待って迎えに行く。そんな日を、一週間ぐらい続けたが五実の様子はやっぱり変らなかった。私は不安になり和田医師に精密検査を申し出た。

「すぐ治りますよ」と、先生は笑い飛ばして精密検査はしなかった。私は診察室を出ると、受付にいた年配の看護婦さんに「心配だから大きい病院に行ってみようか……」とアドバイスを求めた。

「お母さんが思うようにしたがいいよ」と、看護婦さんは小さな声で答えた。

九州厚生年金病院へ

二月三日月曜日、五実を連れて九州厚生年金病院に行った。病院の玄関は自動扉で、入るとすぐ看護学生さんが五実の横に車椅子を持ってきた。五実は、すかさず「いいです」と、

自分で車椅子を断った。二つ違いの姉の久美子はおっとりして従順な性格をしていたが、五実の性格は違っていた。私は看護学生さんに軽く頭を下げた。

受付で、どの科を受診したらよいか尋ねると、整形外科にかかるようにと申込み用紙を渡された。手続きをすませて診察室の前で順番を待つことになったが、長いすに肩を並べた五実の顔色が、いつもと違ってひどく青白く見えた。きっと紺色のハーフコートのせいだろう。私は五実の状態を悪く思いたくなかった。五実の肩をそっと抱き、名前が呼ばれるのを待った。それにしてもなんと患者の多いことか。今まで家族が病気と無縁であったことを改めて知った。

どのくらい待っただろうか。看護婦さんのかん高い「前田五実さん」の声で、やっと診察室に入った。

杉山医師は、これまでの様子を細かく聞いたあと、ベッドの上に仰向けになるように言った。そして五実の足を伸ばしたり曲げたりして、次に足を組ませると、上になった膝を片方ずつ小さいゴムハンマーのようなもので軽く叩いた。叩いた足の反応を見ているように思えた。

そのあと看護婦さんの指示で検尿、採血、レントゲン撮影と広い病院のなかを歩き回り、また診察室の前でしばらく待つこととなる。長い待ち時間中、こらえ性の強い五実は黙って

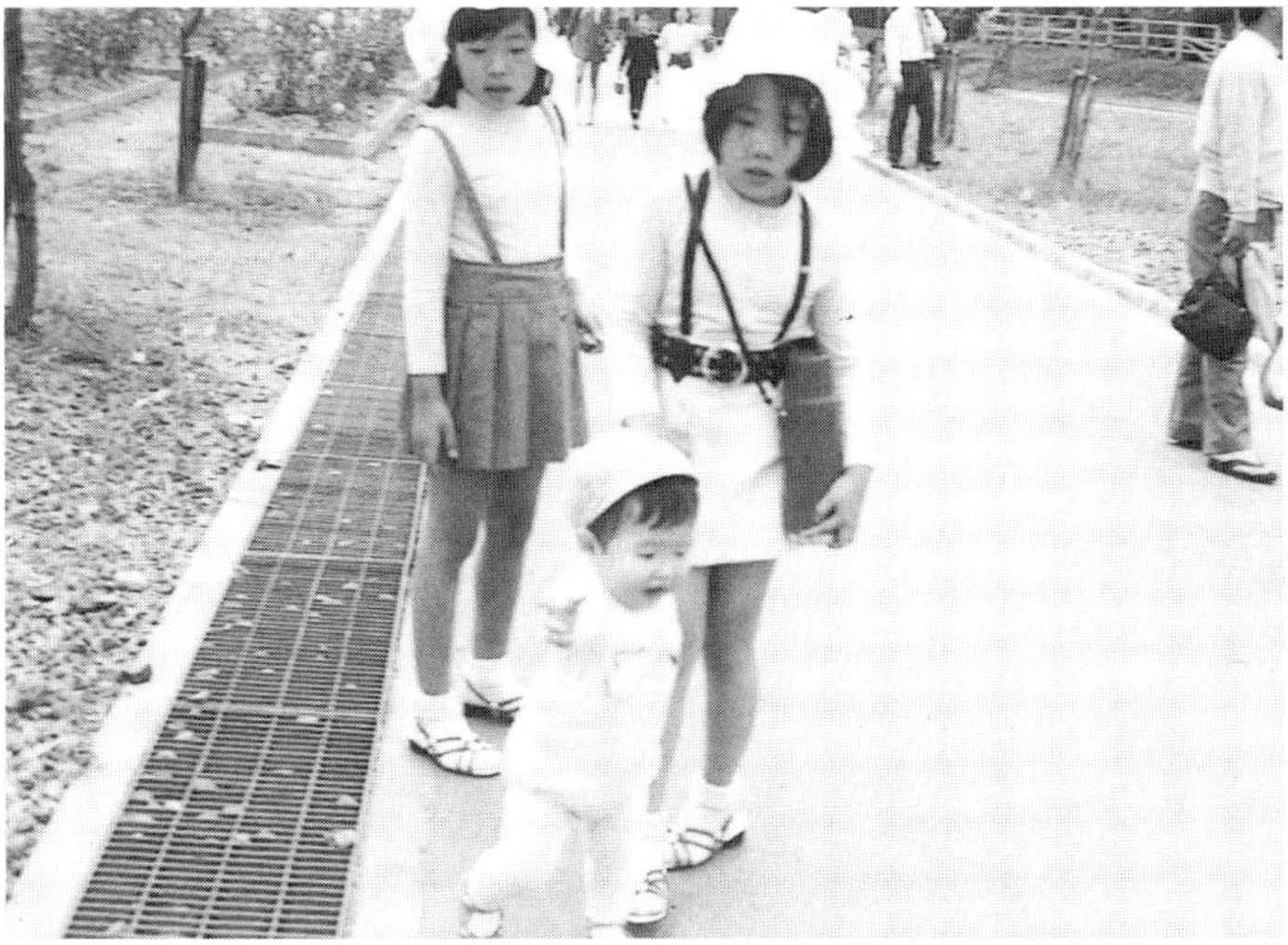

到津遊園地で久美子と五実（右）、弟の耕一

耐えた。

　再び診察室から呼ばれ、五実は先生の前の椅子に腰をおろし、私はその後ろに立った。杉山医師は、レントゲン写真や検査のデータに目を落としながら、

「もう少し詳しく調べないとはっきり言えないので、日を改めて神経内科を受診してください。神経内科には連絡しときます」

と言われた。この先生の言葉に、私は言いようのない不安を感じたが、踏み込んで説明を求める気力がなく、「はい」と返事して診察室を出た。

　病院から帰ると、五実は「昼ごはんは、あとで食べる」と言ってベッドに横たわった。私は心配していた家族に、杉山先生が言った通りを話した。

「詳しいことが分からないので、あらためて神経内科を受診するように……」

「それだけ、他には……」

夫は、もどかしそうに、それでも気持ちを押さえて聞き返した。

六歳になる弟の耕一は、私たちの顔をかわるがわる不安そうに見上げている。

「だいじょうぶ」と、夫は耕一を膝の上に引き寄せた。その横で私の母は両手を握りしめて目を落とした。部屋のなかには何ともいえない空気が漂った。

学校から帰った長女の久美子は、五実がまた神経内科を受診するという話を聞くと、五実の容態が普通ではないと察したのか、両手で顔をおおった。

二月五日、五実は九州厚生年金病院の神経内科を受診した。主治医は井原清先生。整形外科の杉山先生からの申し送りがあったようで、これまでの様子を手短に聞くと、五実をベッドに寝かせた。杉山先生がしたように、ゴムハンマーのようなもので膝を軽く叩いて様子を見た。そして、レントゲン写真と検査データを見ながら、「脊髄炎か、神経が脱落していく病気、脱髄疾患と思われます。すぐ入院が必要です」と言った。

「分かりました。よろしくお願いします」

私の返事に井原先生は、その場で小児病棟に連絡を入れた。看護婦さんが車椅子を押して現われると、五実に座るように笑顔を向けた。

こんどは、五実は素直に車椅子に腰を下ろした。

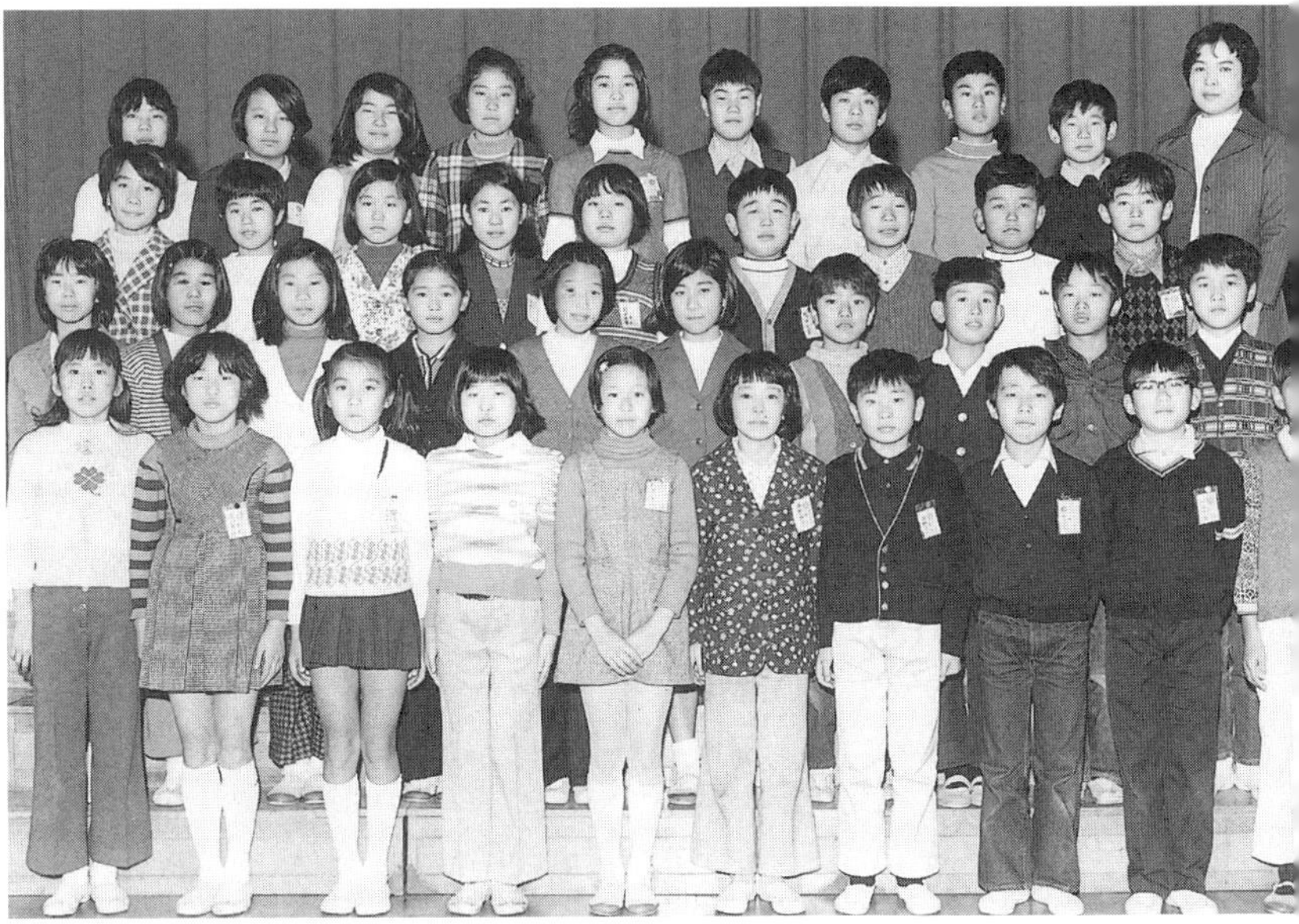

五実、五年生の時のクラス写真。後から２列目、左から五番目が五実

入院

東五棟にある小児病棟に入ると、看護婦さんはベッドのそばに車椅子を止め、横になるようにと両手で五実の移動を助けた。その様子を見ている私に、婦長さんが、

「お母さんは帰って、入院に必要なものを持ってきてください。五実ちゃんのことは心配いりませんから」

とメモを渡した。私は五実の背に軽く手をやると病室を出た。

病院を出ると、二月の日差しは心もとなく、工場からの煙で黒崎の街はどんよりとしていた。八幡製鐵所から出る煙を「七色の煙」と言っていた時代である。

そんな鉛色の街を西鉄の路面電車が右に左にせわしく行き交う。電車に乗った私の頭のなかは、井原先生に聞いた五実の病名「脊髄炎」の文字が渦巻いていた。電車はガタゴトと左右に揺れ、カーブに差し掛かるたびに頭上のつり革がぶつかって喧《やかま》しく音を立てた。

私はいつ電車を降りて、どこをどう歩いて家に帰ったか分からないでいた。玄関に放心したように立っている私の様子に、

「五実は……。しっかりせんか」

夫は顔をこわばらせて私の両肩を摑んだ。

私は目をつぶり大きな息を一つして、井原主治医が言った五実の病名と今日から入院することになったこと、病院は完全看護で付き添いはしないでいいと言われたこと、入院に必要なものをとりに帰ったのだと話した。

私の頭は混乱して、他のことには考えがおよばなかった。そんな私の様子に、「それなら用意して、早く行ってこい」と夫は言った。

婦長さんが渡してくれたメモを繰り返し見ながら、必要なものを紙袋に入れると家を出た。パジャマは途中にあるスーパーで買うことにした。降って湧いたような五実の病気に「親が気持ちを取り乱してどうする。いま私にできることは、五実の不安を少しでも解消してやることだ。明るく振舞うことだ」と自分に言い聞かせながら病院へと急いだ。

五実は六人部屋の廊下側のベッドに横になり目を閉じていた。

「だいじょうぶ？」

五実は黙って私の顔を見上げた。

「五実、あんたの好きなオレンジ色よ……」

私は買ってきたパジャマを広げて、精いっぱい声を弾ませた。しかし五実の表情は固いまま。同室には五実と同じ年ぐらいの女の子たちが、ベッドの上でお喋りをして楽しそうだ。五実もすぐ入院生活になれるだろう。

私の頭のなかは、これから先のことでいっぱいだった。

「お母さん、面会は十二時から十九時までになっています。心配でしょうが、病院は完全看護になっておりますので……」と婦長さんが病院の規則を告げた。しばらくして面会終了のチャイムが流れた。

「また明日ね。だいじょうぶよ……」

私は入院一日目の五実を安心させようとそう言って部屋を出た。しかし、五実への言葉は、本当は自分に言い聞かせたのである。

その夜、夫と百科事典を開いて「脊髄炎」と、「脱髄疾患」を調べた。

病名を聞いただけでも難しい病気と覚悟していたが、説明を読み終えてしばらく言葉を失った。しかし医学の進歩は目覚ましい。なにより九州厚生年金病院は大きい。五実はきっと元気になる。夫と私は気持ちをとり直して、五実の病気は神様が私たちに与えてくれた試練と思うことにした。

入院四日目の二月八日、病院に行くと、五実は気分が悪く食欲もないという。昨夜ベッドから落ちたのだという。私たちの心配に婦長さんは心配ないと言ったが、本当にだいじょうぶだろうか。

「五実がんばって！」

その夜は、私もなかなか寝付けなかった。

数日して、五実は首が回らない、両肩も痛い、手も上らない、と言いだした。ベッドから落ちた時のことが頭をよぎった。

五実の体に、一体なにが起きたというのだろうか。あんなに元気だった五実なのに。私は幾度となく答えを探した。痛いという五実の背中をさすってやると、「お母さんも疲れているから……」と、五実は自分のベッドに私も横になるようにと言う。

病床にありながらも、私を気づかう五実の性格がたまらない……。

入院当初、五実は微熱だったが、このころは三十八度前後の熱で眠れない夜が続いた。婦長さんは、軽い睡眠薬を服用させていると、私の心配に答えた。

卒業式

三月十八日夕方、病院から、「五実さんが痙攣《けいれん》を起こして意識不明。すぐくるように」と電話が入った。

今日は、本人がいちばん気にしていた小学校の卒業式の日である。

夫と私は仕事着のまま病院に駆けつけた。

観察室の五実は点滴をしていた。目を白黒させ頬をピクピクさせては、ゆがんだ口からよだれを流している。その様子に私たちは声も出なかった。痙攣という言葉は耳にしたことがあったが、目の当りにしたのは初めてで、その光景に私の体は震えた。握りしめていたハンカチでよだれを拭いてやり「五実！」と、名前を呼ぶのがやっとだった。

「お母さん、ストレッチャーに乗せて家に連れて帰って……」と、二日前の面会で五実が言った。そのとき私は気休めを言って聞き流していた。いま思うと、五実は健康であった自分が、入院することさえ信じられなかったと思う。原因が分からない病気に、泣きごとも言わずに一人で耐えていたのだ。朗らかで人一倍賑やかなことが好きだった五実にとって、どんなに入院生活は寂しかったことだろう。

「家に連れて帰って……」という五実の気持ちに、まともに向き合わなかった自分が悔やまれてならない。

いま、この胸に抱きしめてやることもできずに、オロオロするばかり。

「ごめん、五実」

看護婦さんが勧めた椅子に腰を下ろして、ただ五実の様子を見守るだけの無力さ。

このとき、初めて神仏に助けを求めた。

観察室はナースステーションの横にあり、ガラス越しにいつでも患者の様子が分かるようになっていた。宿直の看護婦さんは仕事をしながら、時どき顔をあげて五実の様子を窺った。

いままで、三人の子どもたちは病気らしい病気は、したことがない。私たちは、この日初めて子どもの枕もとで夜を明かすことになった。私たちにできることは、額のタオルと水枕をとり替えることぐらいしかなかった。

深夜の小児病棟は昼間とは違って静まり返り、薄暗い廊下を歩く自分の影に怯えたりした。時おり、廊下の片隅で氷をすくう音が闇のなかでガラガラと鳴った。

息が詰まるような時が刻まれていく。

「うーん」と五実の唸るような声、まだ夜は明けていなかった。

夫と私は同時に立ち上がると、「五実！」と名前を呼んだ。

五実は夢から覚めたような表情をした。こんなに辛い時の流れがあることを、私たちはいままで知らなかった。

看護婦さんの連絡で主治医が姿を現わし、五実の顔を覗き込みながら声をかけた。

「五実ちゃん分かるか。よくがんばった……」

「山は越えたようです。大丈夫でしょう」と、こんどは私たちに言った。

そして、ナースステーションへ入ると、五実の方を見ながら看護婦になにやら指示をしていた。

五実が無事に朝を迎えることができて、私たちは交代で洗面所に立った。夫は心配している家族のことを考えて家に戻ることにした。

五実は危篤状態を脱したが、点滴をしながら観察室で眠ったような状態が続いた。時どき下肢がピクピク動き、その度に我に返ったような様子で目を開けた。

病状は不安定であったが、三日目には観察室から個室に移り、付き添うこととなる。家からボンボンベッドを持ち込んだ。私たちも少し落ち着きをとり戻した。

五実が退院したときの思い出にと、看護日誌を書き始める。食事の内容と量、体温、便・尿の回数、その時どきの様子。食事は、まだ意識が不安定で誤飲するからと鼻腔栄養である。

鼻腔栄養とは、鼻からチューブを通し、胃に必要な栄養を直接送り込む。病状によると思われるが、おもゆ、スープ、牛乳、果実の搾り汁を筒状の耐火ガラスに入れ、スタンドからつるされていた。完全な栄養が送り込まれるので患者の顔は赤身をおび、額に汗することもある。病気だからしかたがないが、この食事はむなしい。

五実はゆっくり意識が戻り、鼻腔栄養からおもゆに替わった。ほんの少しよい方に向かったようである。

主治医は「熱の原因、病気の原因も分からない。白血球の数も増加しているので抗生物質を多量に投与しようと思っている」と言った。しかし抗生物質は効果がなかったのか、投与はすぐ中止になった。

後で知ったことであるが、私たちが国の認定審査会へ提出する申請書に添付した主治医の「臨床経過概要」には、

　抗生物質の投与を行ったが反応はなく投与は中止、血液学的には感染巣の存在が疑われたので精査検索するが所見は認めず、感染巣らしいものは明確に認められなかった。

と記されていた。

三月末、五実が通っていた前田小学校の斎藤校長先生が、五実の卒業証書を持って病室に

見舞いにこられた。五実は二カ月前まで、セーラ服での卒業式を楽しみにしていた。セーラ服の試着もすませたその矢先、不意の病に倒れた。一月末まで足を引きずりながら登校したが、入院を余儀なくされたのだ。そして卒業式の三月十八日、ケイレンを起こし危篤状態に陥った。

そんな五実のベッドの横に立ち、校長先生は五実の顔を覗き込み、

「五実さん！　どうですか……」

校長先生は筒から卒業証書を出して広げて見せた。

「五実さんの卒業証書ですよ」

「校長先生、ありがとう……」

五実は、先生の顔を見上げて弱々しい声で礼を言った。

「五実さん！　がんばってくださいよ」と、校長先生は目頭を抑えてしばらく立たずんだ。

身動き一つできないベッドの上で、五実は口にこそ出さなかったが、自分は卒業ができるだろうかと案じていたのだ。私は五実の手を握り涙をこらえた。

この日から五実は、枕もとの卒業証書を、何回も見せてくれと私たちに頼んだ。

三カ月目の部長回診

「この子は、何か予防接種をしていませんでしたか？」

入院して三カ月が過ぎた五月十二日、部長回診で、神経内科の梅崎博敏部長が私にたずねた。

私は思いもしなかった質問に、「分かりません」と答えて、その日の内に五実が在籍していた前田小学校に問い合わせた。

一月二十一日、ジフテリア四期の予防接種を学校で受けていたことが分かった。

その日は、五実が下肢の脱力で近所の外科に行った四日ぐらい前である。そのことをすぐ主治医に報告して、発病と予防接種になんらかの関係があるのかとたずねてみた。

「うーん、何とも言えません」。先生はそう答えるに留まった。

「調べてみて、何か分かりましたら教えてください」と、夫と私は頭を下げた。

病気を予防するための注射が……。まさか、そんなことがあるのだろうか。この時点まで予防接種による副作用が、深刻な問題になっていることを私たちは詳しく知らなかった。

いくら待っても先生からの話はなかった。たまりかねて、こちらから主治医に聞いてみた。

「五実の発病と予防接種の関係は、何か分かりましたでしょうか」

「予防接種とは考えない方がよいでしょう。五実ちゃんの病気は特定疾患ということで、医療費が無料になる制度がありますので、その手続きをとりましょう。印鑑を持ってきてください」。主治医、井原先生の言葉である。

先生は、なぜこれこれの理由で予防接種とは考えられないと、きちんと説明してくれないのか。発病の原因があらゆる検査、検討しても分からず、最後に考えられたのが「ワクチン」ではなかったのか？

「予防接種が、病気の引き金になったとは考えられませんか。初めから接種していたことが分かっていたら、それなりの治療方法が考えられたのではないですか」との、夫の問いに先生は、何とも煮え切らない様子で、「そうですね……」と、呟くように言うだけだった。

この頃まで、私たちの頭のなかには因果関係などという言葉はなかった。

六月、特定疾患の手続きに印鑑を押して、五実の病名が「多発性硬化症」と初めて知った。七月に入って九州大学の黒岩義五郎教授ほか七、八名の先生たちが、五実の病状を見にくると、付き添っていた母に連絡があった。詳しいことは分からないまま私が立ち会うことにする。

五実のベッドは、個室からナースステーション前のフロアに移された。そこはエレベーターの乗降口で人が行き来する場所である。主治医、部長、婦長、九州大学の先生など合わせて十数名がベッドをとり囲み、部長は五実の手足を曲げたり伸ばしたりした。

上肢に弛緩性麻痺《しかんせいまひ》、下肢は痙性麻痺《けいせいまひ》が出ていた五実は、そのつど顔をゆがめ体をくねらせた。そんな五実の様子を、部長は周りに医学用語で説明した。その場を、入院患者も見舞いにきた人も覗き込んでは通った。まるで見世物だ。

多くの人が行き交うフロアではなく、なぜ一部屋とるという配慮が病院にできなかったのか。子どもの病気で、親がどんな思いでいるか。病院は医療に一番大事な「心」が欠けてはいないだろうか。私はこんなやり方をする病院、医師に不信感を抱かざるを得なかった。

こんな病院のやり方にも、五実の病気を治すのが先決と、じっと我慢するしかなかった。九州大学の黒岩教授が、神経内科の専門家であり「多発性硬化症調査研究班」の班長であることは後で知った。

五実をナースステーションの前に引っ張り出したのは、五実の治療方法を検討するものだと信じていたが、何日たっても主治医からはそれらしい話も治療もない。五実を入院患者さんたちの面前にさらしたのは、先生たちの勉強のためだったのか。

それから間もなくして井原先生が転勤となり、主治医は小児科の土岐真司先生に替わった。この頃、五実の声は細く弱々しく聞きとりにくくなり、一週間もしない内に言葉は出なくなった。私はすぐ土岐先生にたずねた。

「どうして言葉が出なくなったのでしょうか。話せるようになりますか……」

「分からない」と、先生は首を横に振った。

五実から言葉が返ってこなくても、私たちは今まで以上に声をかけ、本を読み、好きなラジオの歌番組などを聞かせた。

「奇跡」ということもある。と、自分たちに言い聞かせた。が、辛い！

八月に入って、五実の言葉が出た。

話せるようになったことに、主治医の土岐先生もビックリした様子である。奇跡を信じて前向きに看病した思いが届いたのだ。再び奇跡が起こり元気になることを願う。

溺れる者藁をも摑む

五実の病気を親類中が心配した。夫の実家の兄嫁が思いあまって、私を鳥栖の祈禱師の所に誘った。

神棚を背に祈禱師の老女は珠数を手に「母方の先祖が五実を通して、助けを求めている。毎朝、仏壇に○と○を三カ月お供えしなさい」と教えられた。

溺れるもの藁をも摑むというが、その時の私は正にその通りで、祈禱師の教えに従った。しかし、その時供えたものが何であったか、今では義姉も私も思い出せない。

祈禱師が言う母方の先祖とは、わたしの実家のことらしい。私は五人姉妹である。思えば私たち五人姉妹は父を早く亡くしたので、仕事を求めて母も一緒に住みなれた家を離れていた。実家には同居していた父の弟、叔父一家が住み先祖を祀っていた。祈禱師の言葉は、私にこんな事情を思い出させた。

また顔見知りの人が、私が娘の病気で悩んでいることを知って「朝起き会」へ誘った。会場は家から十五分ぐらいの所にある地域の集会所だった。真冬の午前四時の起床は辛かったが、五実の病気が治るならという思いが強かった。まだ明けきらない暗闇のなか、深々と積もった雪道を雪を踏みしめる音を聞きながら歩いた。自分の足跡が一直線に刻まれていく心地よさに寒さを忘れた。辛いことは慣れるものなのだ。

朝起き会では、まず人が嫌がるトイレの掃除にかかり、そのあと会場の掃除をみんなでする。集会所には常に十二、三名が集まり、午前五時に倫理の本の読み合わせ、それから体験発表をして六時には終る。日中は本の頒布と普及活動があったが、私には時間がなくどちらもできないので、家族と親兄弟への入会の勧めには応じた。ほとんど毎日、こんなことの繰りかえしだったと記憶している。一年ぐらい経ったころ、リーダーの私生活に不信を抱き朝起き会を止めてしまった。

ある日、見知らぬ人が五実の病室を訪れて、ベッドの五実に手をかざして、病を治してあげると言って入信を勧めたが、私は心身ともに疲れていたので断った。その後も五実への手かざしは続いた。

そんな時、夫の友人Sさんが五実の病気を知って夜遅く訪ねてきた。

Sさんは、三年前に○○学会に入ったいきさつを語りだした。○○学会の教えに出会い、「商売の電気店も忙しくなった。自分でも生活に張りが出て、今までとはすべてが違う」と、Sさんは顔を紅潮させて話した。そして、「次の三つのことを守れば、五実ちゃんを三年で治して見せます」と、言い切った。

一、朝晩勤行を唱える

二、日蓮大上人の生命哲学を勉強する

三、宣布

五実のことを思って熱く語るSさんの様子に、私たちの心は久しぶりに和んだ。

Sさんが帰ったあと、夫と私は〇〇学会の話をどう思うか語り合った。五実が元気になるなら、どんなことも厭わないという気持ちに変わりはなかった。Sさんの人柄も分かっている。しかし、〇〇学会の教えを守ることで、五実の病気が治るとはどうしても信じられない。Sさんの気持ちを考えると、なかなか返事ができないでいた。

そのうち、Sさんは姿を見せなくなった。


五実の熱は三十八度を上下していたが病状は悪いながらも安定していた。

五実の病状に合わせて、私の母が十時頃から夕方六時まで、私が夕方六時から翌朝の十時までの交代で付き添うようにした。

大正元年生まれの母は、変わり果てた孫の姿を前にして、ただ涙にくれているばかりではなかった。オムツの交換は、ベッドの上にあがり五実をまたいでの作業で、年を忘れての看護であった。そんな母の　　姿は病院でも評判となり、主治医も親しみをこめて「おばあちゃん、無理しなさんなよ」と声をかけた。

今年、白寿を迎える母は「五実ちゃんから命をもらったとやろう、こんなに長生きしている……」と、身の回りのことは自分でして元気に暮らしている。

私は母と交代して、店舗兼住宅のわが家に帰ると、まず事務の松本さんと仕事の確認をし、あとは家事をしながら、インターホンで事務所との用件のやりとり。時計を見ながら食事の買い物に走った。風呂掃除、洗濯物の取り込み、夕食の支度と明日の朝食の準備。それから自分の弁当を持って病院に向かう。

こんな生活の繰り返し。病院への送り迎えは夫の役目で、片道十五分の行き帰りが唯一の夫婦の時間でもあった。商売の方も当時は人手不足で、一人二役ぐらいの仕事を私たちはしていた。五実の付き添いで私が仕事から抜けることは想像以上に大変だった。

長女の久美子は高校の弓道部の活動で帰宅は遅かったが、家事と弟の世話が待っていた。

一時、退院

機能をなくしてしまった五実の体を、なんとかしたいという一心で、ベッドの上に起こしてみようと考えた。

ベッドの上に体を支えるために蒲団を丸め両側に枕を置いた。看護婦さんが「五実ちゃん、目を閉じて」と言って、抱えて起こすのを手伝った。五実の体を落ちつけると、

「五実、目を開けてごらん」

と、八カ月ぶりに外の景色をガラス越しに見せた。五実と私はほんの少しの間、頬を寄せ合った。

五実の病状は足踏み状態である。そんな時、いきなり婦長さんから「試験外泊をして、退院を考えましょう」と、話があった。五実のこんな状態での退院の話に戸惑い、付き添っている周りのお母さんたちに話してみる。

「病院はそんなものよ」という言葉が返ってきた。病院の言うとおり試験外泊を終えて、入院した年の十二月二十四日に退院となった。

十一カ月前、家の階段を元気に駆け上がっていた五実は、全身の機能を失い、操り人形のように父の肩に担がれた。

「お父さん、重たいやろう。ごめんね」

五実は父の肩の上ですまなさそうに言った。

五実の一言は、悲しみをたえている私たちにはとても辛いものだった。

「五実、家に帰れてよかったね」

私は夫の代わりに精いっぱいの答えを五実に返したが、夫はだまったまま二階の住まいへと階段を一歩一歩上った。

五実は変わり果てた姿であったが、家族の者はこの日をとても喜んだ。久しぶりに、夕食の準備をする台所からは笑い声がした。

五実の好物、ちらし寿し、エビフライ、かぼちゃのサラダ、お菓子作りが好きな姉の久美子はマシュマロを作った。食卓の傍にボンボンベッドを持ってきて、五実を寝かせると家族が揃った。左利きの久美子がなれない手つきで、五実にお寿しを食べさせた。来春は小学校一年生になる耕一までも、茶碗蒸をスプーンで食べさせる。そんな様子を私たちは箸を止めて見守った。

「おいいしいよ」と五実。

退院は、誰よりも、五実本人が待ち望んでいたことだ。家族に囲まれての食事に、五実の思いは、私たちの想像以上のものがあったと思う。緊張した一夜が明けて、二十四時間看護の生活が始まった。

昭和五十一年四月、長女の久美子は第一志望の県立高等学校に入学。耕一は五実が通っていた前田小学校に入学した。五実の発病は久美子の高校受験前だったが、何のサポートもしてやれず、反対に手伝わせる毎日だった。久美子は「よくがんばった」と思う。

耕一の入学式には、五実の傍を離れることができなかった私に代わり、母が付き添った。

その時の不安を隠しきれない耕一の入学式の記念写真がある。耕一は、姉五実の発病で幼稚園の時から祖母がなにかと世話をした。その時の習慣からか、大人になっても枕もとにはいつも二個の目覚し時計を置いている。

五実には身体障害者一級の手帳が届けられた。五実を、前ぶれなく襲う痙攣にも、ホームドクターの津森先生に相談しながら、私はとっさの対応ができるようになった。

五実は、このまま寝たきりで一生を送ることになるのか。なにか明日に繋がることが一つでもないだろうか。いま五実にしてやれることがあれば、どんなことでもしてやりたい。周りの人たちを摑まえては相談してみた。その結果、北九州市立障害センターへ、週に一時間のリハビリテーションに通うことになった。ジャージに着替えさせた五実を夫と二人で連れて行った。

体育館のような広い場所で、マットの上に寝かせた五実を、最初に指導員がにしたことは筋肉を柔らかくすることだった。一年以上寝たままだった五実は、痛くてとても辛そうである。私は傍で、「将来のためにがんばろう」と励ますしかなかった。しかし、リハビリに連れて行った夜はきまって熱が出た。どうしたらよいか、また悩んだ。巡回の保健婦さんに、そんな現状を聞いてもらった。

数日して五実は、八幡東保健所の婦長さんの手配で、リハビリを目的に南小倉病院に入院した。その時、保健婦さんが吉原賢二（東北大学教授）さんの『私憤より公憤へ』（岩波新書）という本のことを教えてくれた。

『私憤より公憤へ』を私たちは一気に読んだ。

ご次男がインフルエンザの予防接種の接種後脳炎で寝たきりになった記録と、苦しみを同じくする親たちと手を結びあい、ワクチン禍への取り組み、予防行政に対する疑問について書かれていた。

この本を読み終えて、家族が考え、行動することを教えられた。私たちも、五実の病名「多発性硬化症」について、自分たちで調べてみようと決心した。

著者の吉原賢二さんに、健康であった五実が予防接種後発病したこと、原因が分からないなか、部長回診で「予防接種をしていないか」とたずねられたことなど、現在までの経過をまとめて手紙を出した。

その後、私たちは仕事の合間にいろいろな角度から調べてみた。が、健康だった五実が発病する原因は何一つ見つからない。やっぱり予防接種が原因ではないだろうか、という気持ちを強く持つようになった。そして各地に予防接種の被害者が多くいることを知った。

予防接種による副作用

もらえなかった「医療費の支給申請書」

昭和四十八年（一九七三）六月、東京地方裁判所に二十六家族六十七名。

昭和五十年七月、大阪地方裁判所に三十家族四十二名。

昭和五十一年一月、名古屋地方裁判所に十二家族三十一名（第一陣）。

いずれも国を相手に予防接種被害の集団提訴をしていた。名古屋は時をおいて第四陣まで追加提訴者がでている。他に個人での裁判も何件か起こされていることを聞く。

夫と私は、各地の代表者に連絡をとり、五実の発病と現状を聞いてもらった。

大阪の原告団から、市の窓口に予防接種の副作用による「医療費の支給申請書」を出すことを勧められた。市の窓口に申請書を提出することで、国の予防接種被害認定審査会に送られ、因果関係があると判断されたら医療費などの支給が受けられるという。いわゆる行政による「認定」である。

早速、私は八幡東保健所の予防課に申請書用紙をもらいに行った。

「少しお待ちください」と言って応対に出た女性は奥に引っ込み、なかなか出てこない。催促すると、なぜか緊張した面持ちで別の男の人と二人で私の前に立った。

「今までジフテリア予防接種での被害はありません。また、十二歳という年齢での予防接種による被害もありません」と言った。

「現在、被害がゼロだから、被害がないとは言い切れないと思います。何事も、始めはゼロから始まるのではないのですか。まず申請書を出させてください。そして国の審査会で検討してもらってください」と、私はたて続けに言葉を返した。

この日は、言葉のやり取りをしただけで用紙は渡してもらえなかった。

このことを、関西被害者の会代表幹事、河島二郎さんに電話すると、数日して木村奉明弁護士さんと二人で大阪から足を運んでくれた。保健所に同行して用紙を請求してくれたので、私たちは、やっと申請書用紙を手にした。その時思ったのは、

「行政とはこんなものだろうか。それなら私たちの他にも、窓口で門前払いにされ、泣い

ている人がいるのではないか」という思いだった。

「医療費の支給申請書」の用紙には、かかった病院ごとに必要事項を記入し、それに各病院の主治医の医療書を添付するようになっていた。また、接種をした時の「問診票」の写しも必要だったので、保健所にその旨を言ってコピーをもらった。

不審な問診票

コピーした「問診票」には五実の当日の体温、三十六度一分との記入があり、特記事項なし。下段に接種医師名が「原田」とサインされていた。しかし、原田という医師名には心当たりがない。そこで、五実に当日の接種医師を聞くと、「校医の大蔵先生と権田先生だった」との答えだった。

翌日、保健所に行って接種医師の件をたずねた。

「娘さんは高熱が続いていたから、記憶違いではないですか」との言葉が返ってきた。

私たちは医学の専門的な知識はないが、我が子の様子ぐらい分かる。五実は高熱が続いたが意識は正常である。

おかしいと思った夫と私は、接種現場である学校で確認するしか方法がないと、前田小学校に出向いた。

コピーした問診票を差し出して、サインにある接種医師の原田先生についてたずねた。

その時、同席されたのは校長先生、教頭先生、担任の時川先生と養護の柴田先生であった。

驚いたことに、先生たちは口を結んだまま、一言も発しなかった。たまりかねた夫が、

「それでは、当日の接種名が書かれている校簿を見せてください」と頼んだ。

「校簿は、プライバシーにかかわることだから、お見せすることはできません」

教頭先生の言葉である。

不審な接種医師名など、学校にとっては関係ないことだろうか。先生たちにとって、子どものことより大事なことはないはずでは……。

五実が原因不明の病気で苦しんでいることを話しても、悲しいことに先生たちの胸には届かなかった。子どものことを何より優先させるのが教育現場と思っていたが、がっかりだ。

しかし、ここで諦めるわけにはいかない。

それならと思って、北九州市の教育委員会に行って、接種現場である学校に問い合わせた一部始終を話した。

「校簿については、校長の管理下で校長の判断の範囲です」と、教育委員会は答えるのに留まり、また私たちを立ち往生させた。前田小学校に再度行って校長先生に掛け合ってみる

しかない、と思ったが気が進まない。

頭を抱えて思いついたのが、当事者である五実の友達に聞いてみることだった。

五実のアドレス帖から、六年二組のクラスメートに、当日の接種医師名について教えてくださいと、往復ハガキでアンケートの協力をお願いした。教育の現場、行政にもそっぽ向かれたが、子どもたちは誠実に答えてくれた。

当日の接種医師は大蔵先生、権田先生とあり、原田先生の名前は一枚もなかった。子どもたちが書いたアンケートのハガキを、保健所の課長に持って行って見せた。

ところが、驚いたことに、

「看護婦が接種医師名を間違えて書いたようです。すみませんでした」の一言で、原田という接種医師はいなかったのである。

接種医師が自分でサインするところを、看護婦にさせていたと言う。現場を調べもせずに、五実の言っていることを間違いときめつけた保健所。

本当に失礼千万!

「接種医師が誰であったのか」。たったこれだけのことに、私たちは振り回される。

学校も私たちが訪問した後、接種医師の間違いに気づいたはずだが……。

医療機関、学校、行政の、いままで知らなかった一面を見て、疑問と怒りを覚えた。しかし気をとり直して一歩、一歩、前に進んで行くしかない。こんな道がどこまで続くのだろうか。

一枚のコピー

九州厚生年金病院小児科の土岐真司先生から、一枚のコピーをいただいた。

「役に立つかどうか分かりませんが、こんなものがあったので……。しかし、これがどの書物の一ページなのかは分からないのです」

と言って手渡されたものは、

「ワクチンによる急性散在性脳脊髄炎（多発性硬化症）は起こりうるか」

内容は、五実の発病とワクチンが無関係ではないことを思わせた。私は、このコピーを持って、すぐ市立小倉病院の同じ敷地内にある医学図書館に向かった。

図書館のなかは薄暗く少しカビ臭かったのを覚えている。

私の背丈より高く積まれた本の間を一回りしたが、土岐先生にもらった一枚のコピーがどの本の一部か、医学の知識のない私には、探そうにも検討がつかない。

そんな私の様子に、図書館の人が声をかけてくれた。コピーを差出し、どの本の一部か調べていると言うと、コピーを見ながら自分にも分からないので、図書館にこられる先生に聞いてあげようと言ってくれた。

数日が過ぎて、図書館から探していた本が分かったと電話が入ったので、私は仕事を中断して駆けつけた。係りは付箋のついた本を出して、「この本だそうです」と一冊の本を差し出した

私は手渡された本のなかほどに、コピーの原文が載っているのを確かめると、嬉しくて思わず本を抱きしめてしまった。

「助かりました。ありがとうございました」と頭を下げると、表紙と最後のページの著者名、発行所などをコピーして図書館を後にした。

白井徳満先生との出会い

『私憤から公憤へ』の著者、吉原先生からの返事が届いた。

手紙には「自分の子どもは『認定』されているが、五実さんのようなケースが多いことも現実です。東京都立豊島病院の小児科医長をしている白井徳満先生に一度相談してみませんか。連絡は入れておきます」。

こんな内容と、白井先生の連絡先が書かれていた。私は、五実の発病から現在までを詳しくまとめると、集めた資料のコピーを同封して白井先生に手紙を書いた。

その日、八幡保健所の婦長さんからも電話が入る。

「九州大学の黒岩義五郎先生を班長とする多発性硬化症調査研究班がまとめた『多発性硬化症調査研究報告書』がありますが、読んでみますか？　お貸しいたしますよ」

という内容だった。私は電話を切ると保健所に駆けつけた。

そして厚さ三センチぐらいの報告書を借りて来た。ページを開くと、略語をまじえた専門用語が並び簡単には理解できそうになかったので、コピーをしてじっくり読むことにした。当時はコピー機が現在のように普及していなかったので、業者へ持ち込みコピーしてもらった。私たちは、コピーした報告書を何度も読み返してみた。

「多発性硬化症」の略語が「ＭＳ」であることが分かり、少しずつ専門用語が何を言っているのか、略語はなにを指すのか分かってきた。

「多発性硬化症」の発症と原因の項目には、誘因として「①特発性、②感染後、③ワクチン接種後」と、三つが挙げられていた。

また、「脱髄疾患」の鑑別診断として、神経症状の前に「ウイルス感染」とくに「発疹疾患」あるいは「ワクチン接種」があったかを確かめるとも書かれている。

部長回診での「予防接種をしていなかったか」の医師の発言の意味が分かった。こうしたことに基づいて質問されたのだ。

東京の白井先生から返事が届いた。会って詳しく聞きたいという内容である。夫と私は日を置かないで東京に飛行機で発った。

その日は、八月に入ったばかりでうだるような暑さ。東京の街のコンクリートには陽炎が踊っていた。ボンヤリしていたら、雑踏のなかに呑み込まれてしまいそうである。地下鉄を降りるとタクシーで、約束の五時過ぎに東京都立豊島病院に着いた。病院は時間外で少し照明が落とされており、薄暗い廊下に私たちの靴音が響いた。守衛所で聞いた先生の部屋の前に着くと、二人とも額の汗を拭いてドアをノックした。

「どうぞ」と、細身の白井先生は椅子から立ち上がって迎えてくれた。

「すぐ分かりましたか、疲れたでしょう」

「五実さんの容態はいかがですか。大変ですね。送ってもらった書類で、五実さんの病気について検討してみました。結論から申せばワクチンとの因果関係は否定できないと思いました」

先生の言葉に私たちは思わず頭を下げた。

「お役に立つかどうか分かりませんが、これは外国の文献を翻訳したものです」

先生はテーブルの上の書類を、私たちの方に向けて説明された。

西ドイツ

「ポリオ生ワクチンによって多発性硬化症は発生するか」

「ジフテリア予防注射またはジフテリアトキソイドを含む混合予防接種による神経合症について」

先生は、私たちが資料に目を通すのを待って、

「昭和二十三年、京都でジフテリアの予防接種による、集団事故があったことはご存知ですか」とたずねられた。

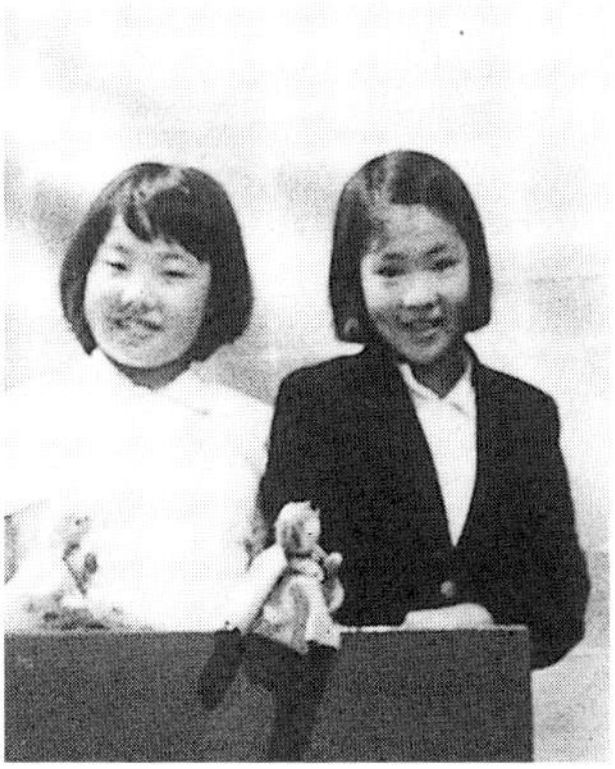

５年生の修学旅行で友達と人形劇をやる五実（左）

「いいえ知りません。そんなことがあったのですか。その資料は私たちにも入手できるでしょうか。どこに行ったら分かるでしょうか」と、私たちは立て続けに聞いた。

「京都の府立図書館にあると思います」

先生から聞いた新しい情報に、私たちは喜びを隠し切れなかった。五実の発病の原因が少しづつ分かってきたのだ。

「これからもできる限り力になりますから……。体を壊さないように」との先生のやさしい言葉に送られて、病院を後にした。

外はもう日が落ちて、行き交う人の波が忙しく揺れていた。そんななかを、私たちも最終の飛行機に乗るために急いだ。飛行機の座席に肩を並べて「無理をして東京まで白井先生に会いにきてよかった」と、二人で喜びを噛みしめた。

東京で白井徳満先生に聞いた「京都ジフテリア予防接種事故」の件は、消毒ミスによるものだと聞いたが、その症状はどんなものか。京都の事故による被害者の症状と、五実の症状との類似点はないか、など興味を持った。気になることは調べたがよい、と言う夫の言葉に京都府立図書館に行くことを決めた。

大阪に住む妹の秋代に、そのことを電話で話すと、「一緒に行ってもいいよ。詳しくはまた連絡して」と、約束してくれた。

私は女ばかりの五人姉妹で上から二番目、上から順に三歳ずつ年が開き、秋代は六歳下である。姉妹は、五実の病気を我が子のことのように心配してくれた。本当にありがたいことだ。

京都行きが決まった前日、五実に面会に行く。いつも顔を見るまでは不安で、南小倉病院の病室のドアを祈るようにしてノックする。

五実は、いままでになく明るい表情をしていた。

「今日は左手でスプーンを持つ稽古をしたよ。この人、恵美ちゃん」と、自分の横に立っている女の子を五実は紹介した。同じ年の恵美ちゃんは、急に言葉が出なくなって、入院してきたと看護婦さんが付け加えた。

「私も言葉が出なくなったことがあったが、話せるようになったから、恵美ちゃんもきっと話せるようになるよね、お母さん」

五実の言葉に恵美ちゃんはうなずいていた。五実のうれしそうな様子は久し振りである。安心して病院から帰る。

昭和五十一年十月のことだった。明日は、秋代と京都府立図書館に行く。

京都ジフテリア事故

秋代とは大阪駅で落ち合った。私たちは電車に乗り込むと、地図を広げて道順を確認した。京都に着くまでは、弁当を広げて話が弾み、久しぶりに楽しい時間だっだ。

電車を降りて地図を見ながら京都大学の近くまできた。学生らしい三人連れを見つけたので図書館をたずねると、大学の横の大きな建物がそうだと教えてくれた。

図書館は天井も高く広々としていた。私たちはしばらく回りを見渡し、カウンターの職員に「京都予防接種ジフテリア事故」について調べたいと話すと、図書館の人は一三センチぐらいの、ぶ厚い本を奥の方から持ってきた。受けとりながら、コピーをしてもよいかとたずねると、

「一人が一冊丸ごとコピーすることはできませんが、二人で半分ずつコピーすることは構いません」とのことであった。

本はずしりと重く、妹と私は胸をドキドキさせて表紙をめくった。

「京都ジフテリア予防接種禍記録」（京都府衛生部）
一章　事件の経過
二章　事件発生当初における病因探究についての経過
三章　医学的事項
四章　事件日誌
五章　行政的措置
六章　輿論

ワクチンを製造したのは「日赤大阪薬学研究所」
事故発生　昭和二十三年十一月
接種者　一、五五六一名
ジフテリア毒素による中毒と認定されるもの　六〇六名
通常の副作用と認定されるもの　三二九名
死亡　六八名

京都ジフテリア事故による、一人ひとりの症状を目で追っていくと、下肢麻痺など五実の症状に酷似している例が多いのに驚く。このまま読み続けたかったが時間がない。職員が教えてくれたように前半を私が、後半を秋代がコピーして、一まとめにして風呂敷に包んだ。

十月の中旬というのに、京都の夕暮れは早い。図書館を出ながら、一日つき合ってくれた秋代に感謝する。方向音痴の私は、秋代が一緒にきてくれて本当に助かった。秋代は新大阪駅で下車したが「姉ちゃん、あまり無理しないで……」と、私の肩に手をやるとホームに降りた。私は一人になると、風呂敷包みのコピーに目を落とした。

「申請書」提出

京都から帰った翌日、コピーしてきたものを二つのバインダーに整理した。夫が仕事を終えるのを待って、私たちは、赤色エンピツと付箋を片手に丁寧に目を通していった。記録のなかには「ジフテリアトキソイド」が、人体に及ぼす影響について書かれている。何例かを、申請書に添付するためにコピーをした。

こうして、可能なかぎり入手した資料を添付して「申請書」を提出した。

八幡東区保健所予防課に提出する書類

一、医療費支給申請書
二、問診票
三、臨床経過概要（九州厚生年金病院）
四、診断書（和田外科）
五、診断書（南小倉病院）
六、病状報告書（両親）

七、看護日誌（母親、祖母、叔母）
八、発病前の健康状態（母、ホームドクター）
九、下肢の脱力感　症例（京都ジフテリア予防接種事故記録より）
十、西ドイツ「ポリオ生ワクチンによって多発性硬化症は発生するか」論文
十一、「ジフテリア予防注射またはジフテリアトキソイドを含む、混合予防接種による神経合併症について」論文
十二、種々のワクチン予防接種に続発する「急性散在性脳脊髄炎」
十三、不審な問診票について（接種医師について、同級生に出したアンケート）
十四、ジフテリア予防接種によって死亡された当時六年生三好覚さん

（叔母大平秋代調査）

以前、保健所の予防課で門前払いされたことを考えて、自分たちの主張を支えうる資料を揃えた。昭和五十二年二月五日のことである。

残された時間

いま、大事にしたいこと

一週間ぶりに、京都のおみやげを持って五実を見舞った。同室の唐口さんに挨拶をして五実の顔を見た。

「具合はどう……。お土産よ」

五実は黙ったまま、うつろな目で私を見上げた。今までの経験から、五実の状態が悪いと直感した。

「きつい……?」

と、顔を覗き込むと、五実は小さく頷いた。

「五実ちゃん、今日は元気がなく、食欲もなかったみたいです」

と、隣のベッドの唐口さんが心配そうな顔で言った。

五実の主治医の東保先生は、国立病院から週に一、二回診察にこられていたが、最近は出産の為に休まれていたと聞いている。午後六時まえ病室に夕食が運ばれた。

秋代と一緒に京都に行った話をしながら、五実の口にスプーンを持っていった。

五実が入院した年、秋代は大阪から一カ月間も看病にきてくれた。叔母に当たる秋代のことを五実は「秋代姉ちゃん」と言って慕う。五実と秋代の性格はどこか似ていた。

間をおきながら、柔らかいものを口に持って行ったが、食べるのがとても辛そうである。

恵美ちゃんの話をした時は、あんなに元気だったのに、どうして……。

「食べたくない」と言って五実は目を閉じた。私は病室を出てナースステイションの看護婦さんの所に行った。看護婦さんは仕事の手を休めて、

「恵美ちゃん、一二日前に言葉が出るようになったのですよ。それで昨日、退院しました。

五実ちゃん、それから元気がなくて……」

看護婦さんの話を聞いてまた五実の所に戻った。私の様子を察した唐口さんが、

「五実ちゃん、恵美ちゃんが退院の挨拶にきた時、笑顔で『よかったね』と言ったのですが……」

病気をする前の五実は、お喋りでよく気がつき、人の世話をする子だった。五実は、言葉

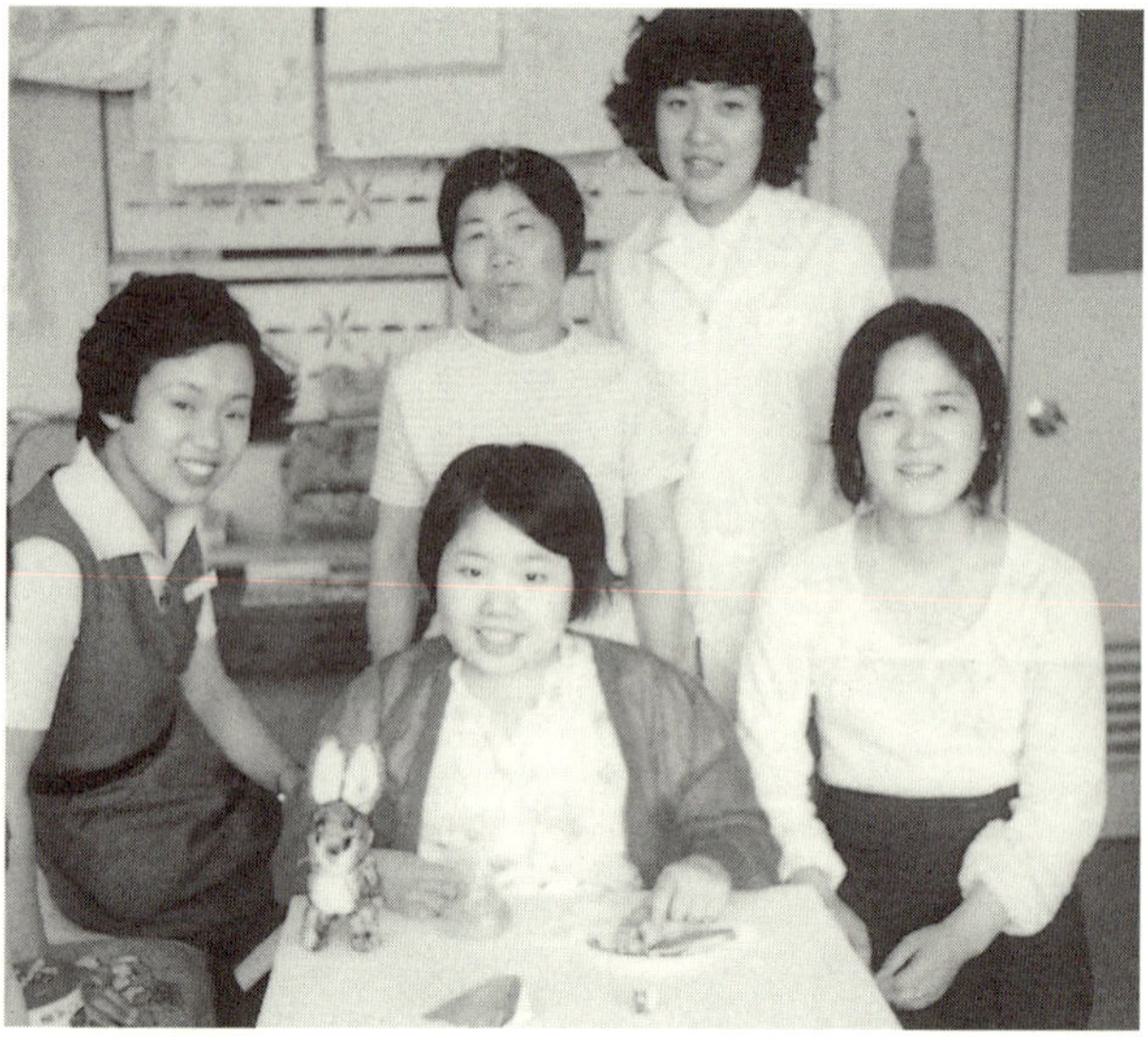

南小倉病院の病室にて

が出なくなった恵美ちゃんを、ベッドの上から励ましていた。恵美ちゃんとのお喋りタイムは、気持ちだけでも元気だった自分に戻り、希望に繋がるひと時だったのかもしれない。

五実は恵美ちゃんとの出会いで、ずいぶん救われていたのだ。このことは五実が残した日記からも分かる。なにも話さなかったが、恵美ちゃんの退院と、自分の程遠い退院とを重ねて落ち込んだに違いない。

南小倉病院の入院は、万が一の奇跡を信じてのリハビリだった。しかし、スプーンを使うことも、装具をつけて立つこともできず、体の機能が萎えていることを、五実に思い知らせるだけだったかもしれない。もう、あれこれ考えるのは止めて、いま五実にとって一番大事なことを考えてみよう。私は五実の寝顔を見て、しばらく動けなかった。

その夜、夫に病院での五実の様子と、五実の寝顔を見ながら思ったことを話した。元の元気な体に戻ることができない、限られた命なら「家族のなかで見守りたい」と言う私の言葉に夫もうなずいた。

土岐先生に、五実のいまの病状を話して、退院させたい気持ちでいることを相談した。

「そうですね、それが良いかも分かりません。五実ちゃんのことを一番思っているのは、お父さんとお母さんですから……」

土岐先生の言葉に背中を押されて、南小倉病院に五実の退院を申し出た。昭和五十一年十一月十四日　南小倉病院を退院。

一泊旅行へ

家に帰った五実は意外と落ち着きを取り戻し、家族を安心させた。

細くなってしまった五実の体を拭きながら、元気だった頃を思わずにはいられない。原因が分からないまま、発病からもうすぐ二年が経とうとしている。親の力では、どうしてやることもできないことが本当に悔しい。

安定している五実の病状に、夫は五実を連れて一泊旅行に行こうかと言った。家族は思いがけない話に大喜びした。夫は五実の負担を考えて、近くで魚の美味しい神湊《こうのみなと》（福岡県宗像市）はどうかと聞いた。神湊だったら家から車で四十分くらいで行ける。早速、ホームドクターの津森先生に相談してみた。

「大丈夫と思いますが、何かあったら連絡してください」

家族が、五実の回復が無理であることを受け止めて、残された日を大事にしていることが津森先生にも分かっていた。

神湊は、毎年家族と従業員が海水浴に行っていたので、馴染みの旅館もあった。早速、旅館「玄海」に予約の電話を入れると、フロントの田中さんが出た。五実の病気で去年と今年の夏は行けなかったこと、今回はその五実を連れて行くと話した。

「お出でにならないから、どうされたかと心配していましたよ。そうでしたか。あの、よく笑う元気なお嬢さんのこと覚えていますよ。お待ちしております」

私は五実の様子を観察しながら、また五実の大好きなオレンジ色のパジャマを買った。

五実は発病前、従業員との海水浴で事務員の松本絹子さんの横に座り、神湊までの車中でよく喋りよく笑ったものだ。姉の久美子とは違って、社交的で何事にも積極的で行動をするタイプだった。私たちが知らない間に小学校の鼓笛隊に入り、パレードの前日になって紺色でミニのひだスカートが要ると言って、私を慌てさせた。ソロバンの塾は友だちと習いに行くと決めてから、月謝の話を持ち出した。毎月のように友達の誕生日に招かれたりして、家に居ることはほとんどなかった。

ホームドクターの津森先生は、「医療費の支給申請書」に添付した、五実の発病前の健康状態を、

「姉の久美子さんが病気で来院した時、妹の五実さんが同伴してお姉さんの病状などを、医師に説明するなど、なかなかしっかりした妹さんだと感心しておりました」

と、書いている。

季節は十一月、海水浴場はシーズンオフである。

今日の五実は、自家用車の後部座席で私に寄りかかって、こちらからの言葉に短く返事をするだけ。五実とこんなに静かなドライブをするとは夢にも思わなかった。ハンドルを握った夫は、時どき後部座席をバックミラーで確かめた。

この日は、小春日和に恵まれて暖かかったことを覚えている。

旅館「玄海」に着くと、顔見知りの仲居さんたちが出迎えた。部屋の窓辺に、特別にリク

ライニングの椅子が用意されていた。夫は五実を肩からゆっくりおろした。五実は、青白く透きとった顔を海に向けて、打ちよせる波の音を聞いた。

「五年生の夏休みにきたたね。もうこれんかと思っていた……。うれしい！」

五実は声を詰まらせた。両側に寄り添っていた家族も、こみ上げてくるものをこらえた。

しばらくして、夫は久美子と耕一を連れて砂浜に降りた。

三人は窓の下から大きな声で、

「五実！　フレー、フレー、五実！」と叫んで手を振った。

五実は笑みを浮かべて、わずかに動く左手を上げた。オレンジ色のパジャマに白のカーデガンがよく似合う、五実の横顔を見て私と母はうなずき合った。

夫と子どもたちの楽しげな声を、潮風が運んできた。

しかし、やっぱり五実は疲れたのか、すぐ蒲団に移って目を閉じた。その傍で母も手枕で横になり眠ってしまった。私は五実が座っていたリクライニングの椅子に横たわると、どこまでも続く海をボンヤリ眺めた。

間もなく三人は砂浜から上り、夫は耕一を連れて風呂に行った。私たちも五実が目を覚ますのを待ってお風呂に入ることにした。

母と久美子、私の三人でバスタオルを引いた床に五実をそっと下ろすと、赤ちゃんの衣服を脱がせるようにして裸にした。私は、五実を抱きかかえてゆっくり岩風呂に沈めた。

「きもちいい……」

と言って、五実は目を閉じた。傍で母と久美子の顔がほころんでいる。

五実の体を壊れ物でも扱うようにして、三人がかりで洗う。

ガラス越しの夕日が五実の体を照らした。もともと色の白い五実の肌が桜色に染まり、乳房が蕾のように膨らんでいた。

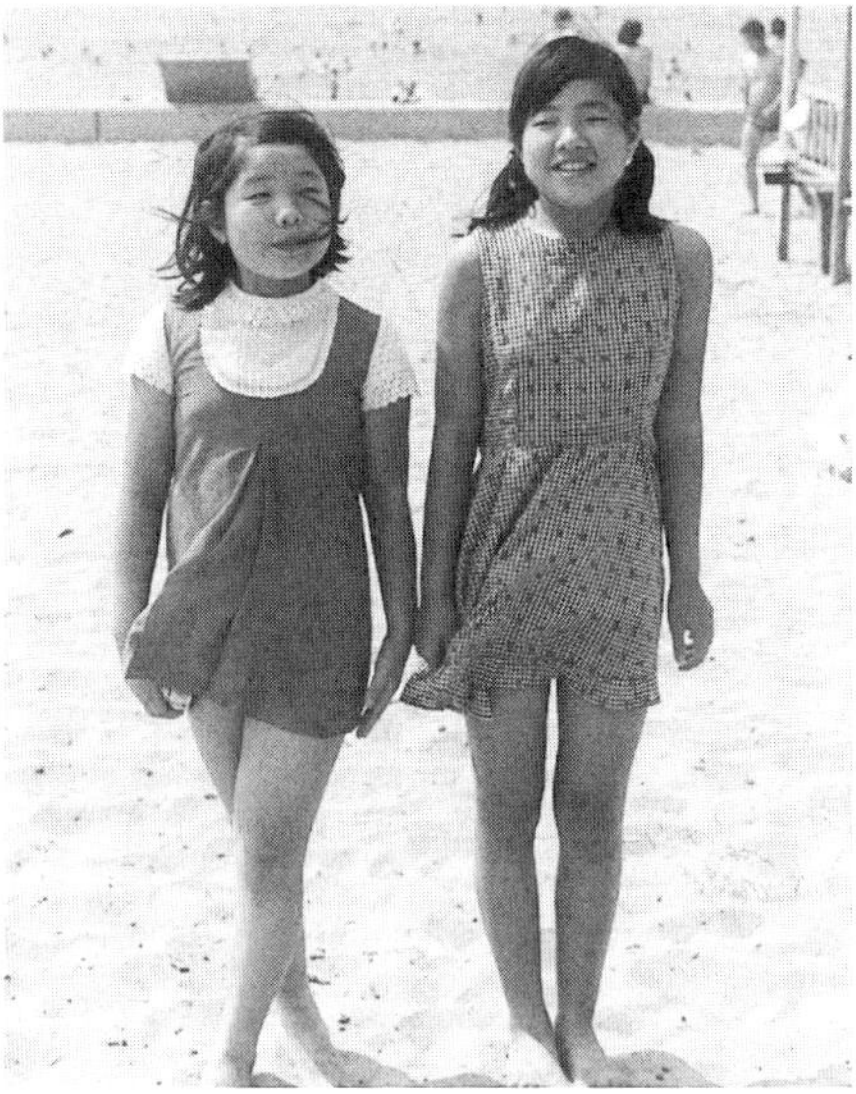
元気なころの五実と姉・久美子

風呂を出て、みんなで潮風に当たり、しばらく夕暮れを楽しむと、夫の乾杯の音頭で食事を始めた。五実は、私と久美子の間にリクライニングの椅子を倒して寝かせた。五実は茶碗蒸とお吸い物の白身の魚を少し食べた。あとはご飯の上に生ウニをのせ、海苔で巻いて食べさせた。夫のにこやかな顔、家族がこんなに穏やかな時間を過ごしたのはいつのことだったろうか。幸せというのは、こんなことだったのか……。

夢のようなひと時が波の音と一緒に過ぎる。翌朝、五実にも変ったことがなく、食事をすませて無事にわが家に戻った。

三回目の入院

十一月二十三日、勤労感謝の日、久美子が五実におやつを食べさせていた。

「お母さん！　きて」

と、久美子の大きな声。私は、すぐ五実に何かあったと思ってとんで行った。

五実は痙攣を起こして、頬をピクピク動かして意識がない。私は五実の手を握り名前を呼んだ。南小倉病院を退院して初めての痙攣発作に私は少し慌てた。

氷水で濡らしたタオルを五実の額にのせながら、久美子にホームドクターの津森先生に電話をさせた。祭日だったが先生との連絡がついてすぐ往診してくれるようだ。

十分ぐらいして、先生は足早に部屋に入ってきた。五実の顔を見ながら脈を診て、用意してきた注射器をカバンから出した。

「すぐ落着くと思いますが、入院させたがいいと思います。製鐵病院（新日本製鐵株式会社八幡病院。現在は、新日鐵八幡記念病院と改名されている）にはすぐ入院できるように連絡しておきます。自分たちで連れて行くのは無理ですよ。救急車で搬送してもらうのがいいでしょう」

「今日は、誤飲するといけないから、飲食はさせないように。冷たい水を含ませた脱脂綿で口を濡らす程度にしてください」

先生は腕を組みながら、五実の様子をしばらく見ていたが、十分ぐらいして五実は意識をとり戻した。本当なら緊急入院のところだが、今日は祭日だから病院のシステムで受け入れてもらえないことを先生は説明した。個人病院の津森医院は患者の容態で、常時、製鐵病院と連携をとっていたようだ。

「何かありましたら電話してください」と先生は言い残して帰られたが、この日は、津森先生の指示を受けながら薄氷を踏む思いで夜を過ごした。

明け方短い痙攣が二回起こった。

翌十一月二十四日の早朝、五実は、救急車で製鐵病院に搬送された。

玄関で婦長さんと看護婦さんが待ちうけ、救急隊がストレッチャーに寝かせた五実を観察室まで運んだ。そこには三十代後半の男の医師が待機していた。

「主治医の三嶋一弘先生です」と婦長さんが紹介した。

先生はカルテに添付されているメモを見て「五実ちゃん、きついですか……」と、顔を覗きながら脈をとった。五実はかすかに目を明け、黙ったまま先生を見上げた。先生は聴診器で胸の音を確かめると、

「脱水症状を起こしている。看護婦さん点滴の用意」

看護婦が手早く点滴の準備をすると、先生は点滴の落ちる量と速さを確認して、私たちを別の部屋に呼び五実の状態と大まかな経過を尋ねた。

「今はひどい脱水症状を起こしていますから、とにかくこの状態を改善しましょう。できるだけの手は尽くします」。先生の力強い言葉に、私たちは深く頭を下げた。

五実は時どき全身を揺さぶるような、ビクツキに襲われていた。私はそんな五実の体が治まるように両手で軽く押さえたりした。

窓の向こうに夕日が沈もうとしていた頃、五実はビクツキが止まり、やっと話しかけに応じるようになった。

翌日も点滴と注射。

三日目の午後になり点滴がはずされ、先生の指示で口元におもゆを持っていった。

緊急入院から一週間が過ぎて観察室から個室に移る。

「どんなに良い薬よりも、おもゆ小さじ一杯を口にすることが生きる力になりますよ」

主治医三嶋先生の言葉に、私たちはいい先生に出会ったと喜んだ。

暦は、今日から十二月。

この一週間、頭のなかは五実のことだけしかなかったが、少し落着くと家のことが気になり始めた。家庭を守ってくれている母は大丈夫だろうか。久美子や耕一は元気で学校に行っているだろうか。夫はさぞ忙しい毎日を過ごしているに違いない。そんな夫の健康も気にかかる。毎年、十一月の下旬から冬タイヤの交換の時期に入り、忙しさは大晦日まで続くことになる。正月用品の買い物は五実の病状次第だ。

今日は窓の向こうで狂ったように雪が舞う。あっと言う間に一面、白一色。雪が、何もかも覆い隠してしまった。ボンヤリして降りしきる雪を眺めていると、何もかも忘れてしまいそうだ。

翌日は、降り積もった雪に日が差して病室は、いつもより明るい。

二、三日前から五実の様子がおかしく、初めは寝言かと思っていたが少し違う。自分だけの世界で意味不明なことを言っている。私が聞き返してもぜんぜん反応しないで、眠りのなかのようだ。そんな様子を三嶋先生に話すと、先生は分かっていたらしく「五実ちゃん、病気と闘っているのですよ。鎮静剤をいつ注射しようか、と考えていたところです」と言って、看護婦さんに注射の指示をした。

注射をすると症状は治まり、こんな繰りかえしが続き、心配して駆けつけた夫は五実に声をかけては仕事に戻った。私は母と久美子へのメモを、夫にことづけて病室の窓から夫の背中をしばらく見送った。

二人きりのお正月

昭和五十二年元旦。

お正月、五実を自宅に連れて帰るのはやっぱり無理だった。暮れから付き添っていた私も、初めて病院での正月を迎えた。

病院は患者のほとんどが暮れから自宅に帰り、病棟でも数えるくらいの患者がベッドに残されていた。普段より照明を落とした部屋で、じっと座って窓の外に目をやっている患者。寝たまま天井を見つめている患者。何とも言えぬ寂しいお正月の様子を目のあたりにした。

私は、寝返りもできなくなった五実の体をお湯で拭いてやり、新しい肌着とパジャマに着替えさせると、髪にブラシをかけてやり、手鏡を見せると五実は笑みを浮かべた。

「お母さん、ありがとう」

「五実、お正月おめでとう。二人だけのお正月もいいね……」

私は、五実の肩をしばらく抱いた。

朝食は、紅白のカンテン、栗キントン、アズキ粥、スープが並んでいた。いつもより食欲があり容態も落着いていた。それでも食べたのは、ほんのちょっとだけ。


五実が発病する二年ぐらい前になるだろうか、私はお正月に子どもたち三人を連れて大阪の姉と妹の所に遊びに行った。まだ新幹線が開通していない頃である。行きの列車が大変だったので、帰りは飛行機にしたことなどを思い出して五実に語りかけた。五実も元気だった頃の記憶を手繰りよせて、笑いながら話した。

「耕一はお母さんに背負われて、私は帰りの飛行機で乗り物酔いしたね……」

五実は久しぶりに明るい顔をした。


昼前、夫、母、久美子、耕一が面会にきた。枕元をとり囲むと声を揃えて、

「五実、おめでとう」

と言った。その時、五実はうとうとしていたので、びっくりした様子をしたが、笑みを浮かべてみんなの顔を見上げて、「おめでとうございます」と言った。

「早く元気になれよ」と夫は五実の頭をなでた。

「お父さん……」と五実は涙を浮かべた。姉の久美子が五実の手をかるく握り、「また、一緒にテープを聞こうね」と言って、好きな歌手の話を始めた。五実は歌が好きで、岩崎宏美とかフインガーファイブのファンだった。

耕一は、姉の五実に声を掛け損なっていたが、帰り際に五実の耳元で、「五実姉ちゃん、またくるね」とやっと言った。五実は笑ってうなずいた。

四人が帰ると、五実は疲れたのかまた目を閉じた。私は、母が持ってきた重箱のおせちを口にしながら、あまり手早くない母がお正月の支度をする姿を目に浮かべた。

こうして明けた一月も、手のひらに落ちた一片の雪のように、あっという間に過ぎた。

わかれ

五実、急変

鎮静剤の注射で落ついたと思われた五実の容態が、二月に入るとまた変わった。

今度は意味不明な言葉を言ったかと思うと、笑ったり泣いたりして奇声を上げた。

私は、その度に「五実！　五実！」と、必死に名前を呼んだ。こんな日が一週間に二回くらい起こり、家族も、毎日、面会時間のぎりぎりまで病室から離れられなかった。主治医の三嶋先生も数時間おきに病室を覗いた。

二月二十二日　ナースステーションから目が届く観察室に移された。呼吸が浅いということで酸素マスクがつけられ、上半身がテントで覆われた。心電図をとる装置も体につけられた。両手にしていた点滴は針が入らなくなり、太ももからようやく針が入った。三嶋先生の厳しい横顔に、夫も私もいよいよ覚悟する時がきたと思った。

五実は声をかけても目を閉じたまま反応しない。

夫と私は五実の様子を見守るだけだった。三十分おきにベテランの看護婦さんが若い看護婦さんを従えて、呼吸の浅い五実の顔を見ながら、負担がかからないように手加減して啖を吸引した。

二十三日、前日と同様、張り詰めたような一日が過ぎた。

二十四日、五実の命の炎はゆらゆら揺れている。時を刻む秒針に、夫と私はただ息を呑み声も出ない。

今日もこのまま終わると思われた二十三時十分過ぎ、若い看護婦さんが一人で吸引に部屋に入ってきた。夫と私はいつものように立ち上がり、若い看護婦さんが吸引する様子を見守った。

「あ、あ、ああ！」

と五実が叫んだ。私たちは大声で、

「先生を呼んで！」

と言った。

先生は待機されていたらしくすぐ現われた。

酸素テントを払いのけると、五実の胸を広げ、心電図を見ながら両手で胸を押して心臓マッサージを始めた。

「五実！　五実ちゃん！」と、私は五実の手を握り何回も呼んだ。

心電図の針が止まった。先生は脈を診ていた五実の手を離し、胸に衣服をかけると、「五実ちゃん、よくがんばった」

と言って腕時計を見た。

昭和五十二年二月二十四日二十三時二十分。救急車で入院して三カ月。

「お父さん、お母さんお疲れ様でした」と、先生は私たちに頭を下げて部屋を出た。

こうなることを覚悟していたはずだったが、私は五実の上に泣き崩れ、夫は五実の両手を胸の上で組んでやった。

何分も経たない内に看護婦さんが、「あのう、看護婦のする仕事がありますので、廊下で待っていただいていいですか」と、遠慮がちに声をかけた。私は、夫に肩を抱かれて病室を出た。

解剖の申し出

夫は、廊下に出ると隅に置かれている公衆電話から家に電話を入れ、久美子たちにタクシーで病院にくるように言った。夫と私は薄暗い廊下の長いすで肩を並べて頭を垂れた。間もなく、深夜の廊下を久美子が右手で耕一の手を引き、もう一方の手は祖母の背なかに回して小走りで現われた。夫は三人を自分たちの間に座らせると、五実が息を引き取ったことを話した。五人の涙が廊下を濡らした。

そんな私たちの後で三嶋先生が、「お辛いところ、誠に申し難いことをお願いしますが、五実ちゃんを解剖させていただけませんでしょうか」と言われた。

私たち家族は、思いもかけない三嶋先生の申し出がすぐには理解できず、互いに顔を見合わせた。そんな私たちを見て、先生は慌てて同じことを繰り返した。

「五実ちゃんの病気は稀で不明なことが多く、医学の貴重な研究にさせていただきたいと思います。突然で申し訳ありませんが、ご家族で相談してください」

「ちょっと待ってください」と、夫は顔をこわばらせた。

「お願いします」と先生は言うと軽く頭を下げてその場を離れた。長いすに座り込んだ私たちの前に夫は立ち、先生の言葉を説明した。すると私の母が「五実ちゃんは、長い間苦しんだのに、死んでまで、そがんことをせんばいかんやろうか。ほんに可哀想かね……」と、ハンカチで顔を覆った。また、みんなの目に涙が溢れた。

こんなことを自分たちだけでは判断できない。東京の白井徳満先生か、九州厚生年金病院にいた土岐真司先生に相談しようと夫が言った。私は真夜中ということも忘れ、土岐先生の自宅に電話を入れた。呼んでいるが応答がない。何回ダイヤルを回し続けても同じであった。もう一度、手帳の電話番号を確かめてみた。どうしてだろうか。時間がない。今度は東京の白井先生の電話番号を回した。

先生が出られたので夫と替わった。夫は、

「深夜、誠に申し訳ありません。九州の前田でございます。先ほど五実が息を引きとりました。つきましては、主治医から解剖の申し出がありました。自分たちではどうしていいか分かりませんので、先生にご相談の電話をしました」

と息も切らずに言った。先生からのアドバイスを聞いた夫は受話器を置くと、

「先生の考えは、今後のためにも解剖したがよいということ。あとは家族の気持ち」と言われたと話した。このような重大なことを、いま考えて結論を出せというのは本当にむごい話だ。私たちの心は闇のなかで震えた。しばらくして、「解剖してもらおう。いいね」と、

夫は私たちを見渡した。

私たちは夫の判断に従った。

「剖検記録をいただくという約束で、解剖を承知します」と、夫は三嶋先生に伝えた。

「分かりました。それではご遺体をお預かりします。解剖が終わるのは明日の午後になると思いますので、こちらから連絡させていただきます」と言って、先生は私たちに深く頭を下げた。

永遠のわかれ

私たちが病院から家に戻った時は、日が替わり二十五日になっていた。

冷え切った部屋で、久美子が入れた熱いお茶をみんなで啜った。顔にあたる湯気の温かさが、みんなの気持ちを少し救った。

久美子は耕一の手をとり「寝よう」と別室に連れて行った。私も母の顔を覗き込んで、「大丈夫ね？　寝て」と言うと、「あんたたちも疲れているから、休んだがいい」と、母も私たちに言葉をかけると自分の部屋に入った。

夫と私も、久美子が敷いた蒲団に冷え切った体を横たえた。棒のようになった足を伸ばして目を閉じたが、この何日間のことが次から次へ頭に浮かび、なかなか寝付けない。夫も何回か寝返りを打っていたようだった。

台所に立つ母と久美子の声で私は目を覚ました。起き上がるのがやっとで頭も重たいが、急いで身繕いをした。夫はメモを横に、五実が亡くなったことを親類に電話をしていた。その横で耕一は、お気に入りのガッチャマンのプラモデルでひとりごとを言って遊んでいた。私たちは急いで朝食をすませると、今晩の通夜と明日の葬式の準備に追われた。

まずお経を上げていただくお坊さんの手配だった。実家の佐賀から住職を呼ぶのは難しい。このあとに続く年忌などの行事を考えて、葬儀社に近くの阿弥陀院さんを紹介してもらった。次は得意先への連絡である。子どもが亡くなったことを話して、

「今日が通夜で、葬儀が明日になりますので、自分は四、五日休ませていただきますが、会社は葬式の翌日より稼動します。ご迷惑かけますがよろしくお願いします」と、夫は電話の前で何度も頭を下げていた。

あとの連絡は事務員の松本絹子さんに任せて、工場長にもひと言二言話をするとメモを渡して「頼む」と肩を叩いていた。工場長の坂口法次郎さんは、佐賀で働いていた時の同僚で、人手不足で家族ともども八幡に呼び寄せた。通夜客に出す飲食物の買出しと、仕出しなどの注文を坂口さんの奥さんに頼んだ。坂口さんとは、家族ぐるみの付き合いをしていたので気

心が知れていた。

松本さんが、筆字で書いた「本日休業」の張り紙を店のシャッターに張り出した。

私は、今まで喪服を着る機会がなく作りそびれていたので、既製品で間に合わせることにした。五実が元の元気な姿に戻れそうにないと分かっていても、あらかじめ喪服を用意することはとてもできなかった。

夫と私は、次々にかかってくるお悔やみの電話に応対しながら、娘の死に打ち沈んでいる暇はなかった。

午後二時、いまから霊柩車が病院を出るという電話が入る。

夫は、昨日の内にお寺に枕経を午後三時にとお願いしていた。白い布で被った台の上に、白菊を一輪ざしに挿し、従業員が玄関に水を撒き五実の帰りを待った。

しばらくして、家の前に黒塗りの霊柩車がすべるように入ってきた。車が着くのを外で耕一が母と窺っていたらしく、皆に車が着いたことを知らせた。私たちの胸にまた悲しみが込み上げた。車のそばに駆け寄ると、近所の人たちが遠巻きに立って頭を下げていた。棺は、夫と従業員が担いで家のなかに運び座敷に下ろした。

母が、できたてのご飯をこんもりと盛ると真んなかに箸を立て供えた。ローソクに火を灯し線香を立てて家族だけで手を合わせると、みんなで棺のなかのうすく紅をさした五実の顔を見た。いまにも眠りから覚めるかのような顔である。

阿弥陀院の住職さんは時間どおりに現われ、すぐ袈裟を纏《まと》うと枕経を上げた。家族と親類の者が住職さんの後で手を合わせ、線香の煙が立ち込めるなかで、私は「本当に、五実は死んでしまったのだ」と思った。

四時間後の午後七時には大勢の通夜客が訪れた。

「自分たちで線香の火は絶やさないから、明日もあるので早く横になるように」と姉夫婦が私たちをいたわってくれた。妹たちは母の体を気づかい、久美子と耕一の様子を心配した。


翌日午後一時、告別式。

親類、縁者で五実との最後の食事御斎《おとき》をとった。この時、御飯を盛った五実の茶碗が出棺のとき割られ、家族との永遠の別れを意味することになる。今と違って自宅での葬式だったが、幸い住まいの下が店舗兼工場だったので、葬儀社の手によって工場にも白黒の幕が張られ、椅子が並べられて二カ所に遺影を飾り線香が焚かれた。

住職の鐘の音と共に式は始まり、阿弥陀院住職のよく響く読経が流れた。五実の友だちは男女を問わずほとんどが参列してくれた。いつも行動を共にしていた渋川さんが弔辞に立った。渋川さんの言葉の一言ひと言に、元気だった頃の五実の様子が目に浮かび、私は懸命に涙をこらえたが、方々からすすり泣きが漏れた。

最後に、叔父、東島久太郎が親類代表で挨拶に立った。

「会場の都合で、高い所から失礼させていただきます。本日は、故五実のために多数の方々のご会葬をいただき、誠に有難うございました。故人もさぞや喜んでいることと存じます。五実は六年生で発病、それも治療法の確立されない、いま思えば不治の病であったわけですが、二年余りの苦しい闘病生活に朗らかに耐えてきました。いま、皆さまの前に故人はニコニコと笑いを投げかけていますが、故人はあこがれのセーラー服を着ることもなかったわけで、せめてもの親の願いに、いま晴れのセーラー服を着せております。

いろいろなことなど申し上げて個人を偲び、生前のご厚意にお礼申し上げたいと思いますが、今は万感胸に迫ってうまく申せません。今後ともなにとぞよろしくお願い申し上げまして、簡単ですが御会葬のお礼と致します。どうもありがとうございました」

と、述べた。

叔父の言葉が終わり、霊柩車に載せられた五実の棺を私は家から見送った。姉の連れ合いが火葬場に行くことを止めたのである。この時の私は「かわいそうで見ておれない」状態だったと後から聞いた。

白木の箱に収められて帰ってきた五実を両手で抱いた。

五実の死で、今までの生活に鋏でも入れたように、嘘のような間伸びした生活に変った。私はボンヤリしている日が多く、いまにも背後から「お母さん！」と、五実が呼ぶような気ばかりしていた。仕事に向かっている時の私の姿に、周りは忙しさが立ち直らせてくれると

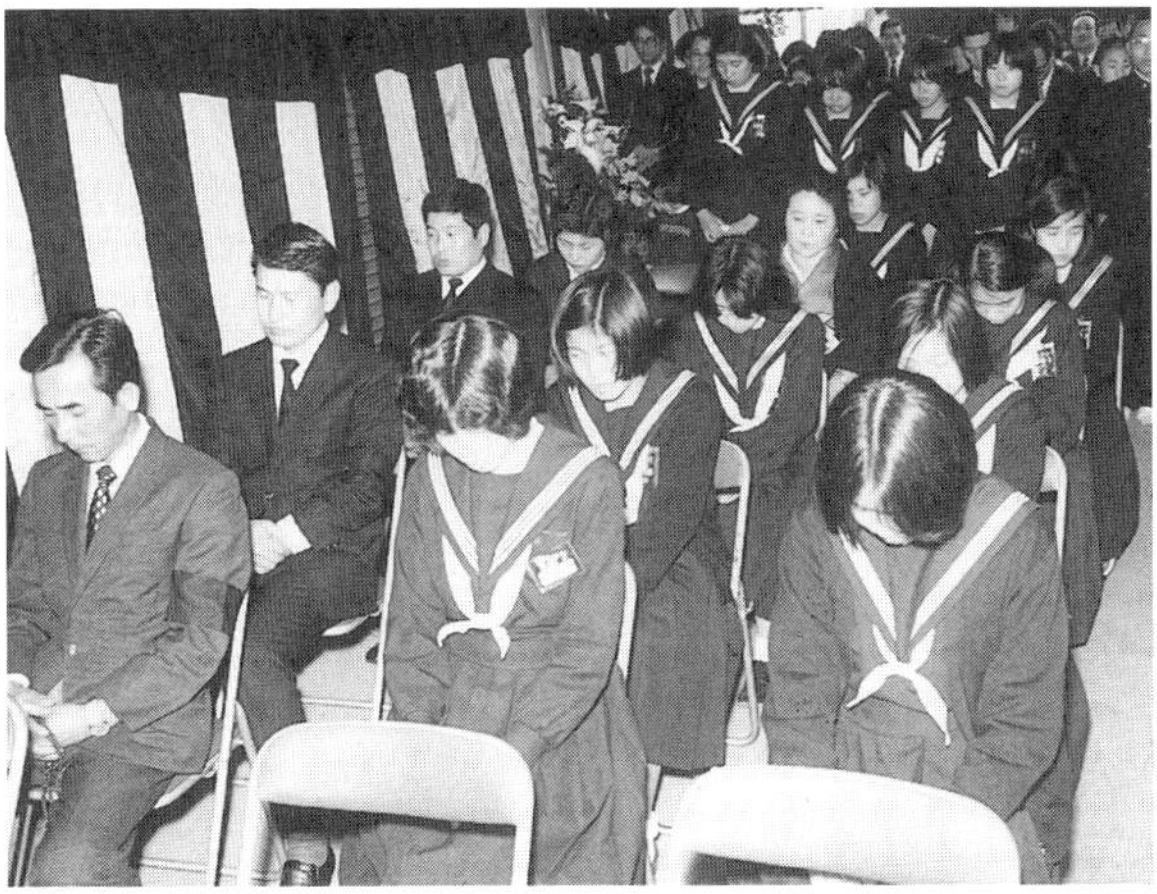

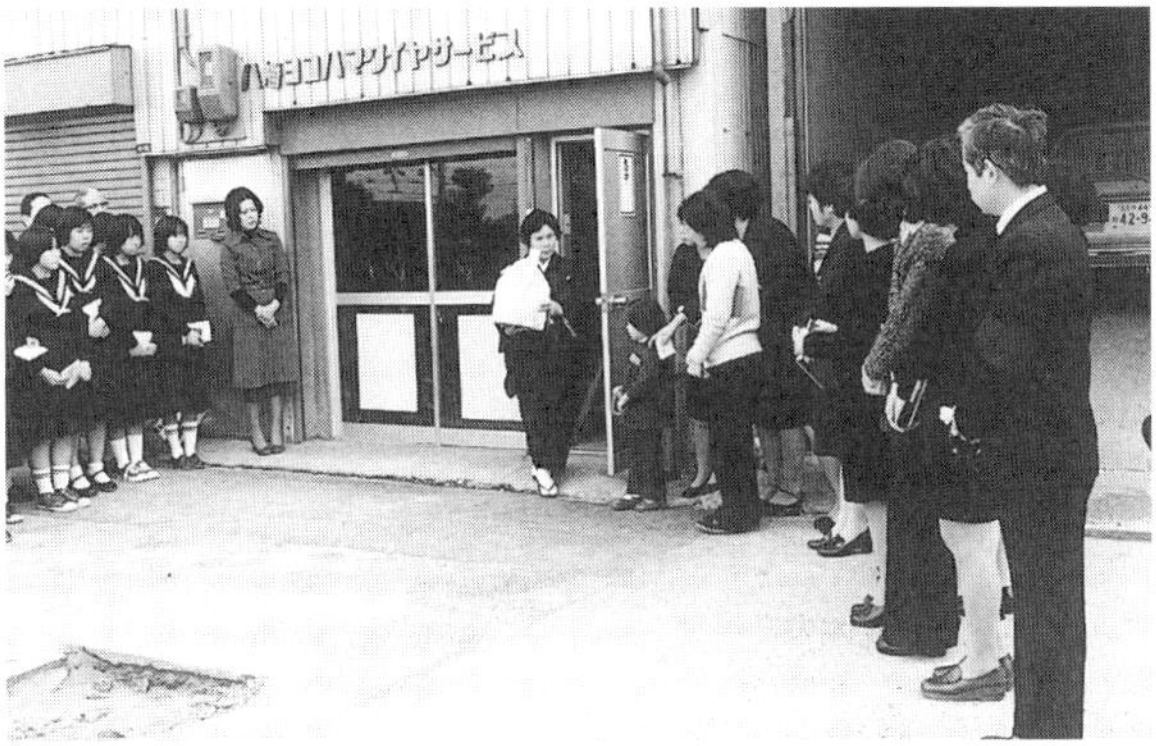

葬儀にはクラスのたくさんの友達が参列してくれた

思っていたそうだ。それでも、夜は五実を思い出しては涙が流れた。

そんな私に気づいた耕一が肩を叩き、「お母さん、泣くな！」と言った。

私は慌てた。八歳だった耕一の一言は、「お母さん、ボクやお姉ちゃんだって、辛くて悲しいよ……」と、言っているように聞えた。

「泣いてばかりいると、五実も心配する。それに久美子も耕一も……」

その時、気持ちがふっ切れたように思う。

それにしても、年少でも男の子は男だと耕一のことを頼もしく思った。

この時、夫が四十五歳、私四十歳。

「五実の日記」より

時間をみつけて五実の持ち物の整理を始めたら、日記帖が出てきた。南小倉病院に入院中、看護婦の竹上順子さんに日記を代筆してもらっていた。（昭和五十一年六月、亡くなる八カ月前）

六月三日

今日、砂子ちゃん（憧れの人）がきてくれた。砂子さんは看護士の一人、私の兄さんになってくれると言ったので、とてもうれしい。採血で朝ごはんが遅くなったので、砂子ちゃんに食べさせてもらっちゃった。とても……です。

唐口さん（同室の年配の女性）と英語の勉強をした。

六月十八日

リハビリテーションの先生がきた。唐口のおばちゃんが、歩行器で歩く練習をするのを見て、私も、早く歩けるようになりたいと思った。

六月二十九日

今日は、私の誕生日。

リハビリの先生に、誕生祝いに「愛のスタート・二十歳の微熱」のレコードをもらった。

外泊の許可がでたので、お父さんとお母さんが迎えにきた。夕食で、おかあさんのハンバークを食べたあと、子供部屋でお姉ちゃんとケーキを食べながら、先生にもらったレコードを聞いた。

私の机の上には、黄色のバラが飾ってあった。うれしくて胸キュン。

七月二日
今日はベッドスクールの先生がきた。貼り絵で、とてもおもしろい物ができた。われながらうまいと思った。
江崎君が遊びにきて、ギターで「禁じられた遊び」「二十歳の別れ」「くちなしの花」を弾いてくれた。私は音楽が好き。音楽は目を閉じると、いろんな世界に連れて行ってくれる。少し大きくなった私は、いろいろな色で刺繍した白いブラウスに、エメラルドグリーンのロングスカートをはいていた。とても似合っていたよ。
そんな夢を見ました。

七月五日
今日も雨、うっとうしい日が続く。
「子連れ狼」の主題歌を大きい声で歌いました。

十月六日
加藤恵美子さんという、私と同じ年ぐらいの女の子が看護婦さんと部屋に遊びにきた。恵美ちゃんは急に話すことができなくなった（失語症）と聞いて、かわいそうと思った。声を出す練習をして、早く話せるようになってね。努力ね。

私も頑張らないといけない。口先だけでなく実行しなくちゃー。

私が言うのは可笑しいかも分かりませんが、恵美ちゃんのお手本になるように努力したいと思います。

十月十三日
恵美ちゃんと、算数と国語の勉強をした。国語は仲間しらべをした。あまり長くすると、恵美ちゃんが疲れるので時間を短くした。

恵美ちゃんに「私と勉強するの、楽しい」と聞いたら、ニコニコ笑ってうなずいた。

明るくなった恵美ちゃんを見て、私はうれしい。

十月十四日
今日、橋本先生がきて立つ練習をした。歩行器を持って、先生が後から支えてくれて立った。これで歩けるようになれば……うれしい。

お姉ちゃんがヤクルト、のどあめ、パジャマを紙袋に入れて面会にきてくれた。わたしが立つ練習をしているのを見て、涙を流していた。

歩けるようになったら、お世話になった人にお礼に行きます。

十月十七日

夕方、いとこの明君、真美ちゃん、叔父さん、叔母さんが大阪から見舞いにきた。おばさんの秋代姉ちゃん（叔母さんをこう呼んでいた）は九州厚生年金病院で一番わるい時に付き添ってくれた人です。会えてとてもうれしいです。遠いところをありがとう。明君、真美ちゃんは私より年下だけど、見ない間にとても大きくなっていた。

十月二十一日

朝、リハの橋本先生がきた。

その時、私はきつかったので、立つ練習はしなかった。

軽い運動を少しだけした。

十一月二日

しばらく日記を休みました。日記を書くと誓った言葉を思い出して、なまける自分が情けなく悲しくなります。

リハの橋本先生、「今日も立つ練習ができないで、ゴメンナサイ」

※この頃より五実の体力は著しく低下して食欲もなく、気持ちも落ち込んでいる様子に、家族のなかで過ごさせようと十一月十四日、家に連れて帰った。

剖検記録

五実の死亡から四十日ぐらい経って、解剖をさせてくれと頼んだ新日本製鐵八幡病院から電話が入った。

私たちはずいぶん待たされたので、何はさておいて病院へ駆けつけた。三嶋一弘先生を訪ねるとすぐ応接間に案内され、しばらくして院長が現われ、私たちの前に腰をおろすと名刺を出した。

「長くかかりましたね」と、夫は思いのままを言った。

「すみませんでした」と言って院長と三嶋先生は頭を下げたが、なかなか本題に入る様子がなく妙に沈黙が続いた。夫と私は顔を見合わせて先生たちの様子を窺った。そしたら三嶋先生が意外なことを言いだした。

「あのう、誠にすみませんが、剖検記録は病院の財産ということでお渡しできないようです」と、頭を下げた。

私たちは耳を疑い、三嶋先生を見つめた。

「今なんと言いました。渡せない。先生が解剖の申し出をされた時、私たちは自分たちでは判断ができなかったので、東京の白井先生に相談しました。そして剖検記録をもらうことを条件に解剖を承諾しました。そうですよね、三嶋先生。それなのに、この場になってひどいですよ」。夫の声は震えていた。

三嶋先生は低い声で「はい」と返事をするとうつむいた。すると院長が、

「解剖に協力いただきありがとうございました。九州大学の先生と共同で標本を作り、永久に保存しまして、今後の医療に生かしたいと考えております。剖検記録を院外に持ち出すことは今までありませんし、それに見られても分からないと思います。ご理解いただけませんか」と頭を下げながら言った。

「五実は、無念にも生きて夢を叶えることができませんでした。それが皮肉にも、死んで世のなかの役に立つと言われても、親の気持ちは複雑です。しかし、何を言っても五実は戻ってきません。せめて無駄死にではなかったと思うことにしますが、剖検記録をもらうことは約束ですから」

夫は頑として譲らず、話は堂々巡りした。

ついに院長が重い腰を上げると、別室から剖検記録を持ってきて私たちの前に差し出した。私たちは奪うようにして受取ると急いでその場を立った。あれほど約束したのに、病院は、剖検記録は渡さないつもりだったらしい。本当にひどい話である。

しかし、いまは病院の態度に怒るよりも、剖検記録に書かれている内容を知るのが先だと考えた。

院長は、私たちが剖検記録を見ても分からないと言ったが、分からないと、どうして決めつけるのだろう。私たちは分からなければ、調べなければならないのだ。それに、これまで多くの資料を読んで学習していた。原因が知りたいという親の気持ちを、どうして理解してくれないのだろうか。

その夜、五実の解剖のことを相談した東京の白井徳満先生に手紙を書き「剖検記録」のコピーを同封した。

【剖検記録】

氏名、年令、性別、本籍、現住所、

死亡時（昭和五十二年二月二十四日午後十一時二十分）

解剖時（昭和五十二年二月二十五日午後二時二十分）

執刀者（勝田弥三郎）
筆記者（三嶋一弘）
臨床的診断（三嶋一弘）
解剖的診断（①〜⑥）
剖検摘要（①〜②）
肉眼標本（②）
組織学的所見その他検索要項（大脳、延髄、脊髄、小脳、両肺、両腎、甲状腺、胸腺、肝、脾、副腎）
身長、体重、臓器重量などが詳細に記入されている。（項目によって省略あり）以上

私たちが注目したのは、「解剖的診断①急性播種性脳脊髄炎（急性多発性硬化症）」という記述であった。

先に述べた九州大学黒岩義五郎教授を班長とする「多発性硬化症研究調査報告書」のなかで、「多発性硬化症」の誘因として、①特発性、②感染後、③ワクチン接種後と掲げられていた。従って五実の病気は原因不明ではなく、誘因の③ワクチン接種後の発病に該当すると思われる。

また、機関紙「ワクチン禍研究」に掲載されていた、G・ウイルソンの「予防接種の危険」抄訳第十七章「ジフテリアトキソイドによる播種性脳脊髄炎の症例」がある。この二点の資料は、北九州市の窓口に追加資料として提出する。

四十九日法要

五実の四十九日は、正式には四月ということになるが、三カ月にまたがることは世間では良くないというので、三月の休日が続く「お彼岸がよかろう」ということになった。場所は、夫の実家がある佐賀（三間坂）の定林寺。

夫は、自分の生まれ育った三間坂は、盆地で「すり鉢の底」のような所だと言った。黒髪山の膝元にある定林寺は花の寺といわれ、桜、ツツジ、石楠花《しゃくなげ》、藤、アジサイが四季折々に参拝者の目を楽しませる。道路から一段上った寺からは、田畑が眼下に広がり平野を一望することができる。

法事の日は天候に恵まれ、日当たりのよい寺の境内には、枝先に数えるぐらいの桜の花が風に揺れていた。石畳の陽炎は、短かった五実の生涯を映しているようで、もの悲しい。日差しを受けた母の体は一回り小さくなったように見える。曲がった腰を時どき伸ばしている

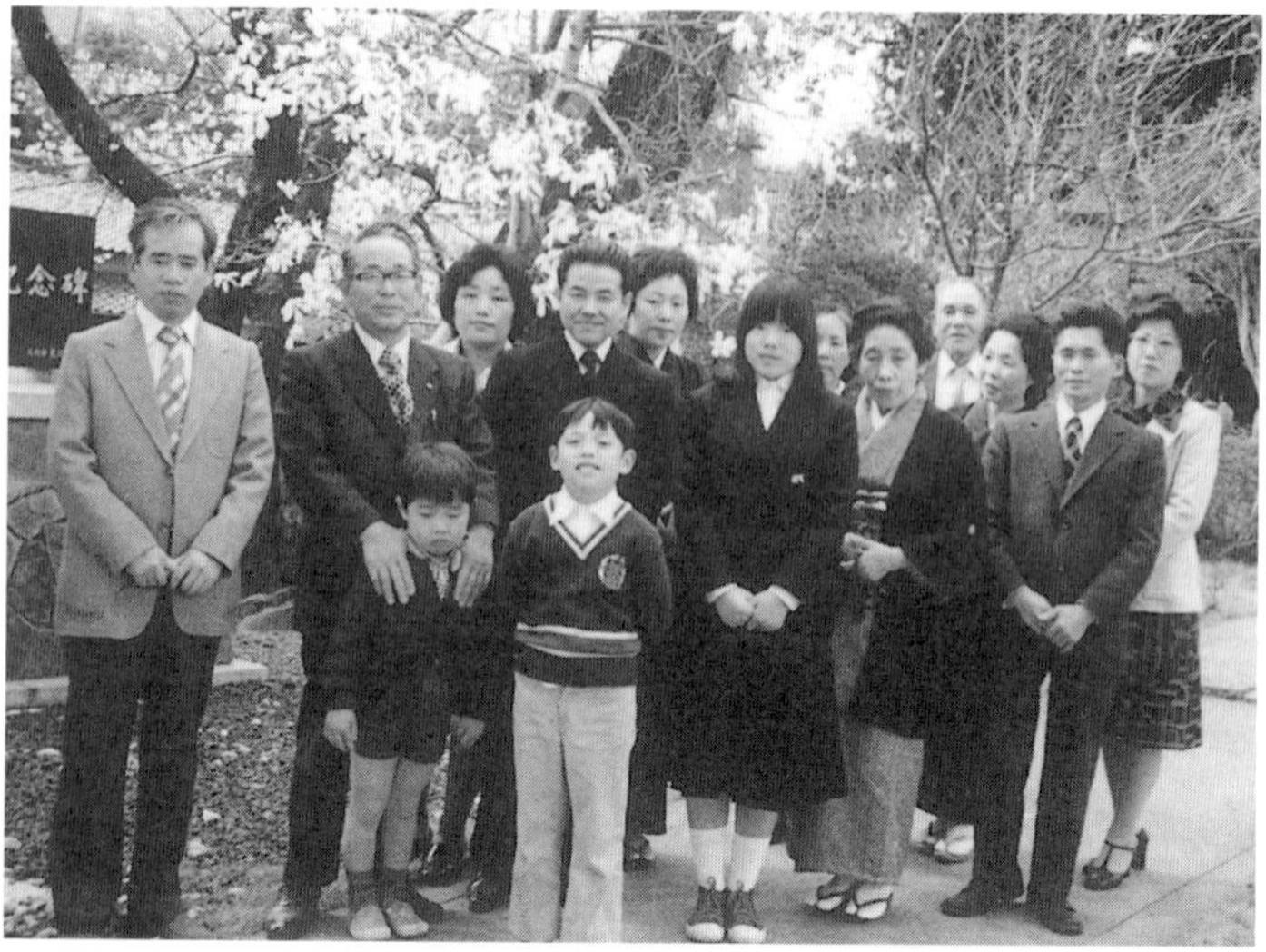

コブシの咲く定林寺で営まれた四十九日の法要

様子に苦労をかけたと胸が痛んだ。

出棺の時、憔悴しきった私をいたわってくれた大阪の姉夫婦、告別式で挨拶をした久太郎叔父夫婦、看病している私たちに励ましの手紙を何通も送ってくれた叔母夫婦、姑、義姉たちが、五実との早い別れを悲しんで寺の本堂に集まった。

定林寺に若い住職の読経が響き、最前列には夫、姑、私と久美子、耕一が座り、姑は住職についてお経とご詠歌を口ずさんだ。初めて聞く姑のご詠歌は物悲しく、孫との別れだけではなく、どうすることもできないこの世の無常が伝わってきた。

姑、夫の母は若くして連れ合いと死別しており、その時、私の夫は三歳だったので父の記憶がないという。私はご詠歌を聞いているうち、五実にも自分にもこれが運命だったのだと言い聞かせた。そんな私に会食の席で夫の母は、「きよ子さん、あとの二人の子どもは痛ませんようにね……」と、久美子と耕一を病気にさせないように、と言う意味のことを言った。

私は「はい」と返事はしたものの、母の言葉に戸惑った。人として一番の不幸は、子どもを亡くすことだと思う。私はこの思いから立ち直ろうとしていた矢先である。この時の母の言葉は、私には辛く聞え、しばらく耳から離れなかった。

九州地区予防接種被害者の会

被害者五家族が初めて会う

五実の納骨がすむと、私たちは仕事をすることで悲しみを忘れようとした。が、「五実の発病の原因は何だったのか」ということは、かたときも頭から離れなかった。

そんな時、別府の正木岸生さんご夫婦のことを知った。正木さんの息子さんは誕生八カ月で種痘とジフテリアの予防接種を同時にして、直後に高熱を出して病院に駆け込んだという。昭和二十六（一九五一）年のことで、いまでは考えられないことである。

「一度も自分の足で立ち、歩くことも知らないで、二十五歳で逝ってしまった」と、お母さんの正木節子さんに聞いた言葉がいまでも耳に残っている。

正木さん夫婦は、子どもの病気は予防接種の副作用ではないかという疑問を抱き、独自に調べておられた。そして、行政とのねばり強い交渉の結果、九州にも予防接種の被害者がいることを突き止めて十五名の名簿を手にされたそうだ。その名簿を私たちが見たのは五実を亡くした直後で、それから正木さんとの付き合いが始まった。

夫と私は、被害者とその家族に会ってみようと思った。

九州地区予防接種被害者の会

期日　昭和五十二年（一九七七）四月十七日　　場所　前田宅にて

こんな主催者と日時を記した往復ハガキを名簿の十五家族に送り、返事を待った。ところが意外にも反応は少なく、参加と返事があったのは四家族だった。この結果に戸惑ったが、とにかく呼びかけたのだから集まってみようと決めた。

四月十七日、別府から正木さん（母親）、大分県南海部郡《みなみあまべぐん》（現・佐伯市）のKさん（母親）、福岡からYさん夫婦、行橋市のHさん（父親）、それに私たちの五家族が始めて顔を合わせた。いままで誰にも話せなかった被害の実態が、親たちの口からほとばしり出た。

別府の正木さんは小柄な人で、寝たきりになった長男を二十五年も看病したという。そんな家族の思いを見て育った長女は、九州大学の医学部を卒業後、現在は小児科医として活躍していると話された。福岡のKさんは、子どもが予防接種の副作用で発作を起こした時、病院をたらい回しにされた。

「おまえが、予防接種など打ちに連れて行くからだ」と、父親は母親に当り散らして、酒びたりとなり、アルコール中毒で入院。二、三日前に退院したばかりという。

「辛くて情けない……。家庭が崩壊するところだった」と言って父親はうつむいた。横で黙って聞いている奥さんの苦労は、計り知れないものがあったと私は思った。

「申請書を窓口に出して待っているだけではだめですよ」

自身の体験から、南海部郡のKさんは予防接種の副作用による行政の認定を、政治家に働きかけてやっと認定されたと話した。

自衛隊のHさんは認定家族で、東京の「全国予防接種事故防止推進会」に入会している。

被害の実態は、寝たっきりの者から一時も目が離せない多動児と、どの親の顔にも疲労がにじみ出ている。呼びかけに応じられなかった家族の不参加は、被害者を抱えた家族の厳しい現実を想像させた。

「あの時、注射を打ちに連れて行かなければよかった」

「親子で入れる施設が欲しい」

「我が子より先には死ねない。一日でもよいから長生きしたい」

今まで溜まっていた家族の心の叫びを聞き、被害者の親たちの切実な気持ちと願いは同じであると思った。

「今日はお会いして本当によかった。これからはお互いに体に気をつけて、情報交換をしながら定期的に会合を持ちましょう」と、夫が会を締めくくった。

馬奈木弁護士さんとの出会い

四月二十三日夕方、久留米第一法律事務所の馬奈木昭雄先生から「大阪の木村奉明弁護士から、前田さんのことを聞きました。実は、近くまできているのでお伺いしてもいいですか」と電話が入り、仕事が終わる午後七時に家にきていただくことになった。八幡東保健所の予防課が「申請書」の用紙を渡さなかった時に、大阪からわざわざきてくれたのが木村弁護士さんだった。

約束の午後七時過ぎ、馬奈木先生、島内先生、児島先生の三人の弁護士さんがみえた。

私たちは、五実の発病から亡くなるまでと、いま市の窓口に認定申請をしていること、そして一週間前、被害者五家族が始めて集まった時のことを率直に話し、

「同じ被害を持つ家族の声を聞き、気持ちに触れて、この現実から目をそむけられないと

思いました」

と、つけ加えた。

弁護士さんからは、「裁判をする、しないは別にして、とりあえず予防接種事故で悩みを持っている家族と、一度話し合いの場を持ったらどうだろうか。医療裁判の経験があり協力医師との交流もしている。九州の全域に協力できる弁護士がいるので、弁護団を作って頑張りたい気持ちを持っている」という話だった。

早速、四月十七日に集まった被害者家族に、「弁護士さんとの交流会」についての意見を電話で聞いてみた。返事は「このような機会を長い間待っていた」「ぜひ参加したい」と、いう返事ばかりだった。そこで、被害家族と弁護士さんとの会合を持つ準備にとりかかる。

被害者家族と弁護士さんとの会合

第一回の九州地区予防接種被害者の会

期日　昭和五十二年（一九七七）五月八日

場所　北九州市小倉　ひびき荘

被害家族は正木さん二人、Kさん三人、Yさん、Sさん、前田二人

弁護士さんは馬奈木先生、上田先生、中尾先生、島内先生、小島先生、吉野先生

内容

○自己紹介（被害者家族は現状報告）

○九州地区被害者の会の重要性

○裁判に対する知識・裁判によるメリット

○その他　雑談

「認定されている者は」……被害者の将来に対しての確実な保障、総合治療センター等の施設が欲しい。

「認定されていない者は」……カルテの期限、資料不足、行政機関との交渉。

「認定申請すら知らない人へ」……自分たちの経験を元に手を貸してあげ、被害者の輪を広げていく。

話し合っていくうち、個々の力を結集しない限り、自分たちの願いは叶えられない。被害者家族は厳しい条件だが、誰かがしてくれるものでもない。手をとり合って頑張っていくしかない。話は少人数でもよいから、被害者の会を結成しようということになった。

すでに活動している東京の「全国予防接種事故防止推進会」と「関西予防接種被害者の会」に連絡をとり、会の結成に対するアドバイスをお願いした。

後日、この会合に参加した島内弁護士さんから、感想が届いた。

予防接種被害者との交流会に参加して

島内正人

去る五月八日（日）午後一時から北九州市で開かれた予防接種被害者と弁護士の交流会に参加しました。

私自身仕事柄、既に東京や大阪などで予防接種損害請求訴訟が提起されていることは知っていましたが、被害者を抱える家族と交流するのは初めてだったため、いろいろ考えさせられました。

よくテレビ、新聞などで日本の医療水準が欧米などと比較して優るとも劣らないという話を聞きます。しかし、この日の会合に集まった人たちの話を聞くと、どうでしょう。予防接種を受けないと処罰されると言われたために、泣く子をあやしながら予防接種を受けたところ、生まれもつかぬ身体障害者にさせられ命を奪われた。それに対して厚生省を初めとする行政機関は、原因究明はもちろん被害児の追跡調査もしない。この無責任な態度に大きな怒りを感じました。

「生命の尊厳」。私達一人々々の人間が有するこの権利は、本来何人からも、如何なる理由によるとも侵害されるべきものではありません。しかし、産業が発展し社会生活が向上する中で、逆にこの権利の保障が大きく変貌を来しております。昨今「公害」「医療過誤」「労働災害」これらに関する記事が私達の目に耳に入らない日は一日たりともないといっても過言ではありません。

問題はこのような悪弊を如何にして社会から追放して行くかということです。

この日参加した被害者の意見も単に被害者の救済を求めるだけでなく、更に一段と大きな目標として、安全な医療制度の確立を勝ち取っていくということでした。私たち弁護士が被害者と一致協力できる点もこの点に尽きると思います。

被告、国の予防接種制度に対する責任を明確化し、被害者の完全救済を図り、そして安全な医療制度の確立を求める。これが裁判の基本的な考えです。しかし、仮に裁判を起こすにしても、弁護士だけでは右の要求は勝ち取れません。参加した被害者が常に一致団結して裁判に協力する体制が確立されなければなりません。

その点、九州地区の被害者の交流、組織化がまだ充分行われていないと考えます。一人でも多くの被害者家族が交流会に参加して、責任の明確化、被害の完全救済、安全な医療制度の確立を目指して頑張ってもらいたいと思います。

横地先生と出会う

弁護士との交流会の後、各地の被害者家族からの問い合わせの電話、訴えが封書で送られてくるようになり、九州地区予防接種被害者の会は結成へと少しずつ動き出した。

市内のMさんは、「元気に生まれて心身ともに正常で発育していた長女が、種痘の接種後変わり果てた。認定の手続きをとったが生まれつきのダウン症と言われた。いま子どもは施設に預けているが、知的障害で体は大きいが判断能力はゼロで一人では何もできない。十八歳なのにオムツをしているのですよ」と悲しみをこらえて話された。

また、私と同じ年齢の被害者を持つ、年老いた母親からの手紙には涙がこぼれた。

もう自分たちの問題だけではすまされないという気持ちである。

いままで我が子のことだけで動いていて、自分たちが会を作るなど思いもしなかった。具体的にどうしたらよいか。自分たちで果たしてできるだろうか。迷ったがやっぱりここで立ち止まる訳にはいかない。

そんな時、カネミ油症事件の第二陣原告である、花尾中学校の英語教師、横地秀夫先生と、ある集会に参加して知り合った。

花尾中学校に通学するはずだった五実の事情を知った先生は、目に涙を浮かべて絶句され、

「そうでしたか、自分でできることは力になりますよ。何でも言ってください」

「多くの被害者が行政の谷間で苦しんでおり、被害者の会ができることを切望しています。しかし、被害者家族は動こうにも動けないのが現状です。分かります。被害家族にとって生活そのものが厳しく余裕などありませんよ。それでも当事者が力を合わせて問題を解決していくしか、おそらく方法はないでしょう。地道な活動をすることでマスコミにとり上げられて、国民の理解を力に行政を動かすしかないと思います。なかなか容易なことではないですが……」

「前田さんご夫婦の話を聞いて思ったのは、会が必要という声をまず実現させることかも分かりませんね。幸い、私たちが会を結成した時の資料など揃っていますので、参考にされてはいかがでしょうか」

周りの人には被害の実態、切実さなど分からないのが当たり前で、被害者の気持ちは、被害者しか分からないから運動が必要だと先生の話は続いた。

それから一週間もたたないうちに、横地先生は会を作るための資料と結成までのいきさつ、規約書などを入れた大きな紙袋を両手に下げてうちの会社に現われた。事務所の椅子に掛けられたカネミ油症患者である先生の様子は少し息苦しそうだった。窓から差し込む七月の夕

日で、先生の額に汗が光っていた。

先生は、紙袋から出した書類の説明とその時々の様子を苦笑しながら話された。それを聞いて私たちは深くうなずいた。そのあと紙袋を受け取り、先生のうしろ姿を見送ったが、重そうな足どりが気がかりだった。そんな横地先生の好意に対して、私は「カネミ油症事件」の裁判の傍聴をするようになった。

亡くなった五実は、発病一年前に五年生の社会科学習の公害問題で、北九州市で起こった「カネミ油症」のことを学んでいた。

「先生がカネミ油の事件はあってはならないことが起こったと言ったが、『カネミ油症の人は元の健康な体に戻るだろうか、私はとても心配だ』」というコメントをノートに残していた。当時の私は忙しさにかまけ、子どもが何を学んでいるか全然知らなかったが、五実の遺品の中に見つけた。

それにしても「カネミ油症」の人が健康な体に戻るだろうかと、患者の身を案じるコメントを書いた五実自身が、一年後に予防接種の副作用で発病するなど、私や五実にも想像すらできなかったことである。


私にも、遠い日のこんな記憶がある。

秋のとり入れが終わると、佐賀平野の田んぼの切り株の上に、わらを敷き詰めた芝居小屋が決まって建った。旅回りの芸人が笑わせたり泣かしたりして一週間ぐらい滞在しては、また方々の土地を興行して回っていた。

姉と私は、夕方のふれ太鼓の音が耳に入ると家の手伝いを終え、芝居好きの父に手を引かれ座布団を抱えて芝居小屋へと向かった。最後の舞台は決まって連続の「切り狂言」。それが私たちの心を掴んで離さなかった。芝居の題名は記憶にないが、内容は「ハンセン病」（当時は、らい病といった）の患者を持つ家族の苦悩を扱ったもので、ハンセン病になった子を、母親は身を切られる思いで隔離施設に送る。病に囚われた子は、わが身を恨み、別れの時を惜しんだ。去らなければならない者と送る者の切ない場面に、私と三歳年上の姉は、悲しみのあまり目を泣き腫らした。

この芝居の記憶は、私の中で成人してからも薄れることはなかった。私が幼いとき芝居小屋で目を泣きはらした「ハンセン病」、五実が社会科の学習で出会った「カネミ油症事件」、そして「予防接種被害」。これは、神が与えた試練である、とすると、これに立ち向かうのは、私たちの使命ではないかと、私は考えるようになった。

被害者と家族の実態

予防接種の副作用による被害の実態は、とても言葉で説明できるものではない。

障害の程度もさまざまで、重度の被害者は接種によって機能をすべて失ってしまった。全身から力が抜けてしまった体は、両腕で抱きかかえてもダラリとして、いつまで経っても首の据わらない大きな赤ちゃんのままである。また反対に多動児は一時も目が離せず母親の背中か、柱に紐でくくりつけるという親の話も聞いた。大きくなっても排尿、排便の意思表示ができないのに、女の子には生理が始まるという。親の辛さは言いようがない。

私も被害者が独りごとを言って奇声をあげる様子に始めは驚いたが、彼らとの接触を重ねていくうちに、ひょっとしたら私たち健常者が被害者自身の世界を分かっていないのではないかと考えることもあった。被害者の知能は二、三歳から小学校の低学年ぐらいが最も多いと言われている。

幸いにも、九州の生存被害者には重度はいないが、朝起きた時から寝るまで目が離せないのが現状。支えがない生活は考えられないと親は嘆く。衣服の着脱、シャツのボタンのかけ違いは言うまでもなく、ズボンをはくにも「シッチャカ、メッチャカです」と母親は苦笑いする。また、「どこでひっくり返るか分からないので、いつもビクビクしていますよ」と、ヒキツケを起こす家族の心配は計り知れない。ワクチンによる副作用は多種多様で幾重にもあるようだ。

「医療費の支給申請書」を提出して、国の審査機関が審査をしている時に、予防接種被害者の会を作ることは、行政認定の審査に悪い影響を及ばさないかとの懸念もあったが、夫と私はその気持ちを振り払った。

名簿をもとに連絡をとっている市内の二家族からは全く反応がない。返事が戻ってこないのは、住所が違うわけでもないらしい。そこで、夫はMさんと仕事を終えたあとでたずねることにした。Mさんは、娘が「ダウン症」と言われた父親である。

名簿の住所をたずねまわり、やっと見つけた表札を確かめるようにして声を掛けると、なかから怪訝《けげん》そうに主らしい男の人が出てきて用件を聞いた。

「予防接種被害者の家族のものですが、一度ほど連絡をしましたが返事がなかったものですから……」と、Mさんが話すと、

「おたくたちの金儲けに付き合いはできませんから帰ってください」

と、男は玄関の戸をピシャリと閉めた。詳しく話をしてくれなかったので分からないが、

Mさんと夫は一瞬口もきけなかったと言う。

Mさんと夫は複雑な気持ちのまま、もう一人の被害者の家を訪ねた。

「うちの子は、『生まれつきこんな病気を持っていた。接種後、偶発的に症状が出たに過ぎない』と言われた。反論することもできないで諦めております。もう、そっとしておいてください」と母親の言葉は弱々しい。一人でも多くの被害者と手をとりあって会を作ろうという考えが、先に訪ねた家族の父親が投げた言葉、この母親のむなしいまでの悲しい姿に、Mさんと夫は被害者の厳しい現実を改めて思い知らされた。

九州地区予防接種被害者の会を設立

昭和五十二年九月二十四日、「九州地区予防接種被害者の会」の結成大会が、福岡地方裁判所に併設されている弁護士会館で開かれることになった。

これまでの道のりは決して平坦ではなく、産みの苦しみとはこのようなことかと、思い知らされることもあった。それでもこの日にたどり着けたのは、我が子の無念の死を思う親と、重度の心身障害者を抱える親たちの執念の結果だった。そして横地先生を始め、多くの支援の力があったからである。被害者七家族の親兄弟、知人、職場の仲間、そして法廷での闘いをしている「カネミ」「水俣」「スモン」の支援者が集まった。
開会の挨拶、準備委員会代表の経過報告（前田）、激励の挨拶（カネミ、水俣、スモン他）被害者の決意表明（三名）、会則の提案、役員の決定、会長の挨拶（Mさん）、主任弁護士さんから訴訟の意義、閉会の挨拶と式次第に沿って進行した。最後に声明文を読み上げた。

声明文

私たち、予防接種被害者およびその家族七名は、本日、ここに九州地区予防接種被害者の会を結成した。

予防接種被害は、国の公衆衛生行政の怠慢によって発生した人災である。国は長い間種痘、ワクチンなどの予防接種の具体的安全性について十分確認することなく、これを国民に強制してきた。

予防接種の対象者は、そのほとんどがいたいけな乳児であるため、その被害の実情は深刻である。予防接種直後に襲う高熱、ひきつけ、けいれん発作の繰り返し、そして成長にともなって言語障害、発育不全、運動機能の麻痺、精神薄弱など心身両面にわたる重篤な合併症に苦しんでいる。そして、被害者の中には何らの救済措置もとられることなく死亡した者さえいる。被害者の苦しみに加えて、これをとりまく家族の精神的苦痛、経済的負担も筆舌に尽くしがたいものがある。

今日、予防接種被害は全国で数千人にものぼると言われているが、その被害者数、被害の深刻さという点で極めて重大な社会問題であると考える。

しかし、国や地方自治体は、今日においてもその責任を認めようとはしないばかりか、相変わらず、予防接種の有用性、必要性ばかりを強調して不要不急と思われる予防接種を強制しており、その反面、接種後の状況を把握するという予防接種の安全を確立するための、最も基本的な努力すらなおざりにしている有様である。

私達、被害者およびその家族は、本日、この九州地区予防接種被害者の会結成を機会に、国ならびに地方自治体に対しその責任を明らかにし、医療、看護、教育など被害者が健康で文化的な生活を営むために必要な諸制度の整備拡充と損害賠償など被害者の完全救済を求めるとともに、今後二度と再びこのような悲惨な被害者を出さないよう予防接種行政の改善を求めるために団結して、ねばり強い努力を続ける所存である。

右声明する。

昭和五十二年九月二十四日

九州地区予防接種被害者の会一同

このようにして世間に向かって声を上げると同時に、予防接種被害の実態を詳しく把握するためのシンポジウムを開くことが決まった。そのことをマスコミがとりあげると、会員ではない被害者家族からの問い合わせもあって会は十一家族にふえた。

その中で三家族は認定、八家族は未認定だった。ワクチンも種痘、三種混合、ポリオ、ジフテリアなどで、被害者の実情が具体的に浮かび上がり、今後の方針について話し合われた。夫と私は、いつの間にか今までにはなかったレールの上を走り出したようである。

「ワクチン禍研究会」が、各地で年一回、持ち回りで開かれていた。今年は名古屋であることを聞き、私は初めて参加した。この会は、東京の吉原賢二さん、大阪の藤井俊介さん、名古屋の秋葉幸三さんたちが中心になって活動していた。

吉原さんは、インフルエンザの予防接種の副作用で寝たきりになった子どもの父親で、『私憤より公憤へ』の著者である。白井徳満先生を紹介していただいたのも吉原さんだった。藤井さんは、各地被害者の会のパイプ役と行政交渉の先頭に長年立っていただいている。また気軽に相談できて、どんなに助かっているか分からない。秋葉さんは名古屋の原告団長で、行政交渉のベテランである。

七月の名古屋は蒸し暑く、方向音痴の私はたずねまわってやっと会場にたどり着いた。

目標に向かって歩き出した以上、仲間が集まる場所にはできるだけ参加して勉強したいと考えたからである。参加者は被害者家族と弁護士のほかに、なんと医師会からの参加もあり私を驚かせた。

内容は、予防接種の歴史は伝染病の歴史でもあり、対策として登場したのが「ワクチン」であるが、「必要性、有効性、安全性」が求められる。ワクチンだけに頼っている予防接種行政は間違いである。行政が摑んでいる被害者数は正確とはいえないので、今後、被害者側ではっきりさせていきたい、などの発言があった。

医師会の医師は、「裁判で証人として十分の一も言えなかったことを詫びたい。医師の立場として医者も被害者、日ごろの矛盾が浮き彫りにされてきた」と言った。

いまメモを見ながら当時を思い起こしているが、先を行く人たちのレベルの高さに戸惑い、医師会まで巻き込んだ名古屋の運動は凄いと書いている。

司法の判断を仰ぐ

理由のない「却下」

昭和五十三年六月、審査会の結果を持って北九州市の職員が二人連れでわが家を訪れた。挨拶を交わすと、一枚の紙片をテーブルの上に差し出した。

「『予防接種との因果関係は認められません』『却下』」と、書かれていた。

「理由は、なんですか。なぜ、『却下』なのか説明してくださいよ」と、私たち夫婦は詰め寄った。

「言いがかりを言っていると思われたくないので、ご存知のように十四点の資料を添えて提出しました。発病前は健康であったというホームドクターの証言。予防接種後に下肢の脱力を訴えたこと。原因不明の『多発性硬化症』という病名、それに対しての資料の数々。資料はすべて行政側が握っているなかで、医学と無縁の私たちがどれだけ大変だったか想像してみてください」

「私たちは厚生省の指示で届けにきただけですので、正直言って理由は分かりません」

市の職員は困ったような顔で繰り返すだけだった。

「理由が書いてないものは受け取れません」と、夫は厚生省の不誠実さに怒りを露にした。

私たちは五実の病気の原因が、三カ月目の部長回診での「何か予防接種をしていなかったか」と言う医師の言葉で、はじめて「予防接種」と発病との関係を考えた。

医師のあらゆる検査、検討を重ねた結果の発言を重く受け止めてのことだった。病名の「多発性硬化症」は、九州大学の「多発性硬化症研究調査報告書」で、「多発性硬化症」発症の誘引の一つにワクチンが挙げられているではないか。

病人を抱えながら全てを犠牲にして、自分たちの主張を支える資料集めに駆けずり回ったというのに。一行の理由も書かない厚生省。こんな行政をする日本という国のあり方に怒りが込み上げて悲しくなった。

精も根も尽き果てた。五実が生き返るわけでもないので、「交通事故でひき逃げにあったと諦め、自分たちも少し楽になろうか……」と、私は夫に言ったが、夫は黙ったままだった。

私たちは頭を抱えて幾日かを過ごした。

行政監察局の一日行政相談会

十一月三日の文化の日、福岡天神の街頭で「行政相談会」が開かれることを新聞で知り、夫と私は気分転換にもなると天神に出かけることにした。

クリスマス商戦と銘打ったショーウインドーのファッションに、目を奪われては立ち止まり、博多の街を歩いた。なんだか浦島太郎のような自分たちに気づき、顔を見合わせて苦笑いした。この時は不思議なことに、ショーウインドを見ても欲しくて買いたいという気持ちは起きなかった。

「行政相談会」と書いた桃太郎旗はすぐ目に止まり、受付表に住所、名前を書いて⑤と書かれたカードを受取り、折りたたみの冷たい椅子に腰を下ろした。そのときはまだカード③の人が相談中だったように思う。背中を丸くした白髪頭の相談者は、職員の問いに首を振ったりうなずいたりしていた。三十分ぐらいして、行政監察局の職員の前に私たちは並んで座った。

五実の発病から医療費の支給申請書を提出するまでを詳しく説明した。そして行政が認定するのを待っていたこと。しかし、最近になって北九州市の職員が、厚生省の審査通知書を持ってきたが、その通知書には「予防接種との因果関係は認められません」とだけ書かれて、一行の理由もなかった、そこで市の職員に理由を聞いたが、「自分たちは分からない」と言うので厚生省からの通知書は受取らなかったことを話して、このような事情をどうしても納得できないので相談にきました、と言った。

「事情は分かりました。行政不服審査の申し立てなどが考えられると思いますが、持ち帰って調べて連絡します。それでいいですか」。職員はメモをしながら言った。

夫と私は「お願いします」と言ってその場を離れた。

一週間ぐらいして、行政監察の職員から電話が入った。

「先日の相談会の件で電話しました。行政不服審査の申し立てのことですが、当局に聞いたところ『なじまない』と言うことです」

「分かりました」と言うと、夫は受話器をガチャンと置いた。

「行政不服審査の申し立てが考えられると、行政監察局は相談の場で言ったくせに、『なじまない』ってどういうことか……」と、夫は吐き捨てるように言った。

「なじまない」ってなんだろう。こんな役人言葉が分かるわけがない。

「自分たちの力では限界よ、もう止めよう。止めてしまおう……」

私は、どこまでも厚い行政の壁に、自分たちがしていることは無駄な抵抗なのかもしれないと、再び夫に言った。

「考えてみろ、五実のことは諦めるにしても、久美子、耕一の将来がある。世間はあの人の妹は、あの人の姉は、分からない病気で死んだと囁くだろう。二人の結婚問題にも影響がないとも限らない。そんなことにでもなったら、死んだ五実も可哀想で、残っている二人の子どもも不幸だ。五実の死をうやむやにさせないということは親の仕事と思うぞ」

と、夫はいままでにない口調で言った。

本当は私の気持ちもその通りである。

「これからは、二人の子どもたちのために闘うのだ」と、その夜は二人で涙をぬぐった。

行政監察局の相談の回答が書面ではなく、電話だったことを今も疑問に思っている。

八家族で国を相手に提訴

昭和五十三年九月、九州予防接種被害者の会の設立から数カ月が経った頃、被害者家族はお互いの傷口をなめ合うだけでは何の解決にもならないことが分かってきた。話し合いを重ねていくうち、司法の判断を仰ぐしか方法がないと結論を出した。

裁判に加わると手を挙げたのは、福岡、大牟田、北九州、鹿児島の八家族二十二名である。

そのうち、三家族が行政認定。未認定五家族は「審査会のあり方を問う」闘いに挑むことになり、素人集団の原告団が生まれた。

弁護団のメンバーは、「水俣」「スモン」「カネミ」などの医療裁判に関わる弁護士さんが中心で三十数名が名を連ね、弁護団長が馬奈木昭雄弁護士さんである。しかし、実際に関わった弁護士さんは半数ぐらいだと思われる。素晴らしい先生たちとの巡り合わせを、この時の原告はまだ分かっていなかった。

馬奈木昭雄弁護団長が三十七歳。弁護団の平均年齢が三十歳ぐらいだったと聞いた。その時の、さわやかな先生たちの印象がいまでも目に浮かぶ。

原告団会議は繰り返し開かれ、そのつど弁護士さんから裁判に対する細かな話を聞くことが多く、家族は厳しい条件をクリアしてその場に臨んだ。

裁判所に提訴する日を、翌年の昭和五十四年一月二十日と決定。それからは弁護士さんと原告の会議が増え、要請文、ビラ作りなどは仲間が働いている労働組合が協力してくれた。支援先への挨拶回りなどは、鹿児島を除いた七家族が分担して動いた。挨拶に出向くことができない所への郵送、雑用には私の睡眠時間を割いた。

いつの間にか、原告の顔付きが今までとは違っているのに気づく。

九州の接種禍きょう提訴

8家族 国に5億円請求

全国6地裁で係争中 解説

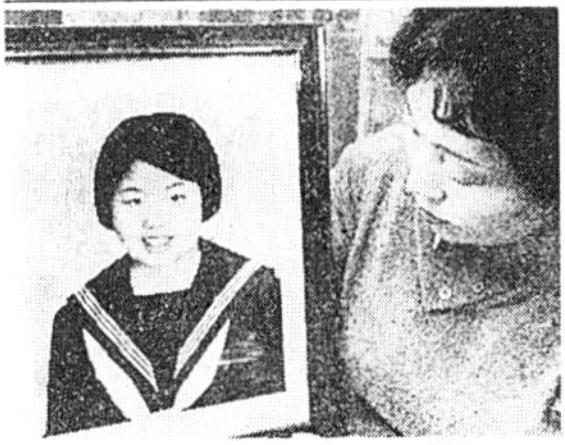

52年に死亡した五美さんの遺影をだいて語る母親の前田喜代子さん（八幡東区の自宅で）

二女の遺影に報告 八幡東の前田さん

「九州地区予防接種被害者の会」の提訴を報じる昭和54年１月20日の「読売新聞」

一月は労働組合関係の旗開きがあちこちであり、そこには働く仲間に加えてあらゆる矛盾と闘う人たちが集まっていた。それぞれがそんな会場を手分けして回り、運動の経過を説明して今後の支援のお願いをした。場内は大半が男性でムンムンする熱気とタバコの煙に、違う世界に迷い込んだ思いがしたものだ。そんななかで、「行政の谷間に放置されている予防接種被害の現状を報告して、今回やむなく司法の判断を仰ぐことになったので、どうかご支援よろしくお願いします」と、しどろもどろに訴えた。このような場で、しかも大勢の前での発言は初めてである。言っていることが行ったり来たりして頭も顔も熱くなった。それでも会場は私の訴えを分かってくれたのか、いつまでも拍手が鳴り止まなかったことを覚えている。

私はこの時から、運動への道を歩き出したように思う。

昭和五十四年一月二十日、福岡地方裁判所に八家族二十二名が国を相手に提訴した。（四年後、昭和五十七年二月、未認定の一家族三名が加わり九家族二十五名となる）「福岡予防接種損害賠償請求事件」として馬奈木昭雄弁護団長、他三十二名からなる弁護団が結成されて福岡地方裁判所に訴状を提出。同時に「訴訟救助」を申し立てた。

原告の顔には迷いはなく、この日の快晴に負けないくらい輝いていた。その姿を家族、知人、友人、職場の仲間と支援団体の百人余りが見守った。そのあと所内で記者会見が開かれ、私は初めて浴びるフラッシュに戸惑ってしまった。

この後、同じ敷地にある弁護士会館での集会となり、提訴にいたる思いを被害者家族が発表し、弁護士さんが提訴の意義を話した。支援者の一人、カネミ油症の原告横地秀夫先生は、「正義の闘いである。勝たなければならない」と激励してくれた。この言葉は私たちの闘いの始まりに大きな力となった。

提訴の日が決まった頃より、私たちは多くのマスコミから取材を受けていた。提訴した翌日の各新聞紙上には写真入りで大きく報道されて、九州で、「国の責任を問う予防接種裁判」が表舞台に上った日である。この時、夫は四十六歳　私、四十一歳。

同年十一月二日、裁判所は「訴訟救助」の申し立てに対して、これを相当と認め原告二十二名全員に、いずれも訴訟上の救助を付与する決定を下した。

「裁判は弁護士まかせでは、決していい結果は生まれませんよ」と、裁判前に弁護士さんによく言われた言葉である。「世論を見方にすること」と言った横地先生の言葉も耳から離れない。

そんな時、原因不明の奇病とされて長い間苦しんだスモンの患者、「福岡スモンの会」が医療裁判を闘ってきた体験から、物心両面の支援をして勇気づけてくれた。また折に触れ、法廷闘争の厳しさも聞いた。

訴訟援助とは　訴訟の準備や追行に必要な費用を支払う資力がない者、または、その支払により生活に著しい支障を生ずる者に対し、裁判所は、申立てにより、訴訟上の救助の決定をすることができること（民事訴訟法第八二条第一項本文）をいう。

訴訟救助の対象は、現実的には裁判を起こすときに訴状に貼る印紙代。訴訟救助の決定があると、訴訟費用の支払い（印紙）が裁判終了まで先送りされ、判決で決まる訴訟費用の負担に応じて決着する。全面勝訴で、訴訟費用は（全部）被告の負担とするという判決になれば最終的に支払は不要（印紙は貼らないまま）になり、敗訴して訴訟費用は原告の負担とするとなったら、その時点で印紙代を支払うことになる。

裁判開始

いよいよ、富田郁郎裁判長のもとで審理が始まる。

原告家族それぞれに各担当弁護士が決まり、裁判に至るまでを陳述書として作成することになった。うちの担当弁護士さんは池永満先生で、国に上申書を出してもらった記憶がある。その後、今後の打ち合わせなどを考慮して、小倉の中尾晴一弁護士さんに替った。中尾先生は三十歳でメガネをかけ痩身で、日焼けした顔から時おり白い歯がこぼれた。

［陳述書］
①家族の状況
②五実の出生から本件予防接種まで
③予防接種を受けた年月日と場所、ワクチンの種類、問診表（母親である私が記入）
④予防接種から五実の死亡までの状況
⑤看護にあたった家族の状況
⑥五実の発病の原因
⑦被害者らとの連携
⑧役所の対応
⑨原告の思い

「元気だった五実の死は、なかなか受け入れることができず、涙を流す日が続きました。残っている二人の子どものためにも五実の死亡原因をはっきりさせる事だと決心し、行政の窓口でしかるべき手続きをしましたが、納得のいく対応は得られませんでした。そこでやむなく司法の判断を仰ぐことになりました。どうか、私たちの心情を汲みとってください」と訴えた。

公判は福岡地方裁判所の九十六名が入る三〇一号法廷で開かれることが多く、三、四カ月に一回のペースで開かれた。

「法廷を満席にしてこの裁判を多くの者が見守っていることを、裁判官に分かってもらうことが大事である。それによって裁判官が持つ印象も違ってくる」と、弁護士さんは私たち原告に言って聞かせた。私たちは毎回一カ月ぐらい前になると、各団体に手作りのビラと、福岡県労働組合評議会（福岡県評）が、各労働組合に協力を呼びかける文書「要請文」を作ってくれたのを持って支援傍聴のお願いに回った。

午前十時から午後四時ごろまで三班に別れると、各団体をビラと要請文を持って被害の内容を話して理解を求めて回った。被害者家族が所属する、全国自動車交通労働組合福岡地方連合会（全自交福岡地連）を始め、三十団体ぐらいを回っていた。

初めてのビラ配り

原告のほとんどは組合とか運動に縁がない者ばかりだったので、始めはＳ原告が働く会社の組合にオンブに抱っこのスタートだった。裁判が進むに従って子どもの裁判だから主義主張を越えた運動にしたいというのが私の気持ちだった。

運動のウの字も知らない私たちにも、裁判が進むに従って何かをしなければという気持ちが芽生えた。そして、自分たちに何ができるかを考えた。自分たちがどうして裁判を起こしたかを、周りに分かってもらうことも大切だ。これなら私たちにもできるだろうと、そのためのビラ配りをすることになった。

そこで着手したのは、これまで支援者任せだったビラを、自分たちの言葉にすることで、被害の実情がより伝えられると思った。ビラのイラストは私の従兄、東京の蒲原雅人に頼んだ。プロの雅人が描いたのは「予防接種に不安な眼差しをした母と子」の姿で、私たちのイメージに合った。ビラはその時々の状況で内容文を変えたが、イラストは裁判が終結するまで使い、用紙もブルーの紙に印刷した。原稿のワープロ打ちは、うちの会社の後藤祥子さんが手伝ってくれた。

昭和五十八年十月から、福岡天神での「毎月三日をビラ配り」と決めて、朝十時から一時間ばかり街頭に立つことになった。提訴から四年後のことである。白地に筆字で「九州予防接種被害者の会」と書いた手作りのタスキを肩からかけて、私たちは岩田屋前の歩道の両側に立った。

ビラ配りをするのもタスキをかけるのも、生まれて初めてで恥ずかしい。モジモジしていたら背をむけて通り過ぎられてしまった。向こうからくる人も、私たちをどう交わそうかと考えているらしい。

「すみません。お願いします」と遠慮がちに差し出していたビラを、一カ月目には、「かわいい子どもたちを予防接種の被害から守るために、ぜひ読んでください」と語りかけて、相手の胸元まで差し出した。やっとタイミングとコツが分かり、妊婦さんや若いお母さんが立ち止まって話を聞いてくれるようになった。

ビラ配りはだんだん堂に入ってきた。それでも雪が舞う日は、両手をポケットに入れた人にビラを渡すのは辛く、自分たちも赤くかじかんだ手に息を吹きかけては温めた。

始めは支援者を含めて十四、五人ぐらいでのビラ配りだったが、回を重ねていくごとに五、六人に減り不安がよぎった。ビラ配りを休む原告の家族にも、他人には言えない事情があることを私は知っていた。しかし、せっかく始めたビラ配りを止めるわけにはいかない。また悩む日が続いた。わざわざ時間を作って福岡まで出てきて、ビラ配りだけして帰るのは勿体ない。終えたあとの時間を、少し楽しんだらどうかと提案してみた。

「ビラ配りがすんでそれだけで帰るのはつまらないと思うけれど、みんなどう思う。福岡には私たちが知らない名所があるよね、そんな所に行って少しだけ楽しもう」

「それ、いいね」と、話はすぐに決まり福岡市内に住む団長の山科成孝さんが、一回目は黒田藩ゆかりの「友泉亭公園」に自家用車でみんなを連れて行ってくれた。こうして毎月三日、ビラ配りを終えた後、ちょっとだけ楽しみをとり入れることでビラ配りは中断しないですんだ。私たちは、その時どきの困難さをのりきる術をいつの間にか身に着けたようだ。

　それにしても、いま振り返ってみて「よくやった」と自分でも感心している。原動力は「子を思う親の気持ちと行政に対する怒り」だけだった。

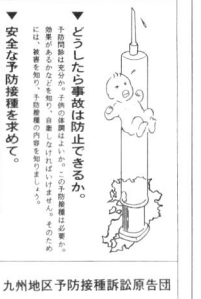

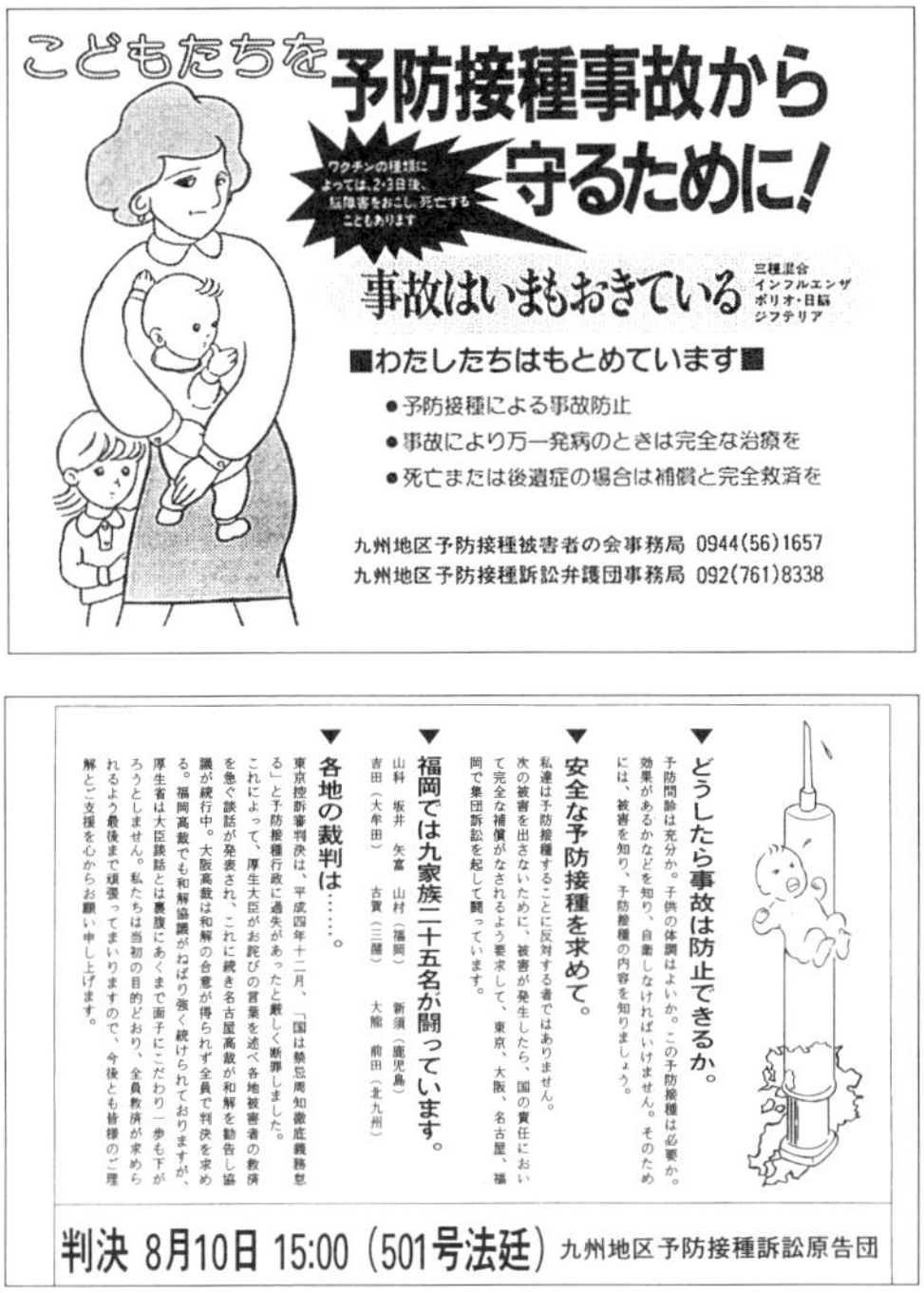

判決前にまいたビラ

双方の証人

裁判が始まり、翌年の昭和五十五（一九八〇）年五月の公判から双方の証人が専門的立場から法廷で意見を述べ合った。

予防接種被害の集団訴訟をしている東京、大阪、名古屋、九州の弁護団は同じ目的のため、情報交換をしていたと聞く。そこで、東京で証人に立たれた先生を九州でも証人に立ってもらうこともあったが、九州独自で立てた証人もいた。

原告証人のトップ、朝倉新太郎先生（当時、大阪医科大教授）は公衆衛生学という専門の立場から「予防接種行政の歴史を通して、時代の流れを追いながら、どのような考えのもとに予防対策が行なわれていたかを探り、事故を起こした問題を浮き彫りにしていくことが必要である。また、伝染病対策の一つである予防接種に偏りすぎた安上がりな予防接種で、個人を無視した行政をしてきた」と行政の怠慢を指摘した。

次の証人は、佐賀市で校医をしている上村周甫医師（当時）である。

「インフルエンザの予防接種をしても毎年多発する。また接種した生徒と、しなかった生徒との風邪に罹患した割合に差がなく、接種後も罹患の可能性が高い。効果不十分な予防接種に疑問がある」と国の予防接種一辺倒を批判した。

他に赤石英先生、白木博次先生、佐々木秀孝先生に証言台に立っていただいた。

九州予防接種被害者の九家族中五家族が、因果関係が行政認定されていない未認定だったので、裁判は因果関係の存否が最大の争点となった。

白木証人が考える因果関係の四原則
①予防接種と事故とが、時間的・空間的に密接していること
②他原因が考えられないこと
③副反応の程度が質量的に強烈であること
④事故発生のメカニズムが、実験・病理・臨床などの観点からみて、科学的・学問的に実証性・妥当性があること

白木四原則は、各地の予防接種裁判でも採用されて最終的に原告勝訴に繋がっていく。

国の証人は、厚生省公衆衛生審議会予防接種健康被害認定部会員の木村三生夫先生（当時、東海大学）だった。小児科医で得意分野は感染症（伝染病）で、国の予防接種行政に携わっている立場である。そこで国の予防接種行政に誤りがないことをひたすら力説した。

また、次の証人は九州大学の植田教授で、小児科医の立場から（当時）専門外の神経内科に対する尋問での苦しい答弁は、傍聴席から失笑される場面もあった。

支援団体のなかから九州地区予防接種被害者の会とは別に、誰でもが参加しやすい「予防接種被害を考える会」を作ってはどうかという提案があり、昭和五十六年二月に発足した。会の中心となったのは当時、九州朝日放送のデレクターである栗原彰さんである。運動に不慣れな原告にいつも笑顔で、「肩に力を入れないで、リラックス、リラックス……。あんまり頑張らなくていいよ」と言って、頑張らせた人でもある。「すでに予防接種被害を受けた被害者とこれから被害を受けそうな人、被害を受けたくない人の集まり……」と、各方面へ呼びかけて会員を募ることになった。

原告の悩み

原告は、公判が開かれるたびの要請行動と、集会への参加、支援を受けている他の裁判を傍聴するなど、頻繁に出かけることになっていった。公判が進むに従って原告の家庭にも問題が現われ始める。ある被害者の家庭では、中学生になる娘が「お母さんは、お兄ちゃんのことばかりして、私の話は何も聞いてくれん」と、ぐれて母親を困らせた。また、母親が「くも膜下出血」で倒れて入院したため、被害者を抱えた父親は生活のための仕事は休めず、運動との両立に悩んでいた。鹿児島の原告家族は、公判の日だけ出てくるのがやっとだ。

原告家族は、家庭のことと裁判のことで疲れが溜まり、不平不満をこぼすようになり、裁判に踏みきったことを後悔する声さえも聞こえてきた。

私の家も例外ではない。家計費と裁判にかかる費用を考えると、仕事をおろそかにすることはできない。そこで夫は仕事、私が裁判関係で動くと役割分担をして、裁判が大事な場面を迎えた時は夫婦二人で出席するようにした。

会社の経営は、夫の生真面目さと確かな技術で順調に伸びていた。現在の国道3号線に面した敷地では手狭となり、これを機会に乗用車部門とトラックなど大型車を区別することを考えた。

現店舗を乗用車関係、トラックなどの大型車の修理作業は若松の二島工業団地に五百坪の敷地を借りて二島営業所とし、そこで仕事をすることにした。乗用車とトラックを区別したのにはもう一つ理由があった。

泥だらけのダンプトラックと、高級乗用車を同じ敷地で作業することは神経質な客は敬遠するだろうと考えたのである。乗用車も高級なものが多くなり、時代の流れを意識した。

店舗が二つになると二倍ではなく三倍ぐらい忙しくなった。従業員が休み、仕事が立て込むと、裁判のことで出かけようとする私に夫は、「お前だけが一所懸命せんでも、他の人にも頑張ってもらえ……」と、嫌味を口にした。忙しい夫の気持ちが分かるだけに辛い。逃げるようにして八幡駅まで走った。

私の体が休まるのは電車の行き帰りだけで、車窓を流れる景色を見て気持ちをとり直した。そんなにして参加した会合で、「男は出てこんで、金儲に忙しかとやろ……」と、原告団の男性は女では話にならん、と言わんばかりの口ぶりである。夫から責められ、仲間の男性から非難を浴びせられたのは一度や二度ではなかった。

私は男の人と同じ事をしている。いや事務局として男の人以上のことをしていると思っている。同じ目的のために闘っている仲間が、男だ女だということで批判することに情けない思いがした。「目的のためガマン、ガマン」と自分に言い聞かせたが、この時の苦々しい思いが頭から離れず、後に女性問題を考えていくきっかけとなった。

行政との闘い

厚生省の態度に怒り爆発

毎年六月頃「全国公害被害者統一行動デー」が東京で開かれていた。行動デーの一日目は各被害者団体からの訴えと報告交流会、二日目は関係省庁との交渉で、予防接種被害家族も厚生省との年一回の交渉に臨むことになる。それも事前に交渉する項目を出しておいて三十分ぐらいの形式的なものだった。

九州地区予防接種被害者の会も遅まきながら参加することになり、昭和五十七年（一九八二）に初参加した。この時、心身に障害をもつ未認定者の父親Sさんと夫が行くことになった。この日の厚生省での交渉は、予防接種被害者の全体的な問題のやり取りで、個人的な質問はできないことを聞いていた。

しかし、せっかく九州から出て行くのでこんな機会はないと、前もって知り合いの地元議員に頼んで、個人的な厚生省交渉の場を別に作ってもらっていた。

帰ってきた夫の話によると、この時の様子は、次のようであったという。

団体での行動が終わり、夫とSさんは窓口でその旨を言うと、担当課長が雑然とした部屋のなかを奥の方に案内した。勧められた椅子に腰をおろすと、夫は早速切り出した。


「北九州の前田と申します。市の窓口に『医療費の支給申請書』を提出しておりましたが、その後亡くなり解剖しましたので、市の窓口に剖検記録など資料を追加提出しました。ところが六月、北九州市から『却下』という審査報告を聞かされ、理由を聞きましたが分からないの一点張りです。今日は理由を聞きにきました」

「ちょっと待ってください」と課長は奥に引っ込み、机に向かっている男の人と何やら話をして戻ると、「前田五実さんの件ですね。確かに北九州市から追加資料は届いていますが、審査されておりませんね」と、書類は係りの棚の上にあると言う。

「それはどういうことですか」

「いま係が外出して詳しいことは分かりません。前田さんは裁判されていますよね……」

「裁判を起こしているから何ですか。厚生省は申請に対して行政として対応するのが仕事でしょう。裁判を起こさなければならないように誰がしているのですか。送られてきた書類を放置したままにするなど言語道断です。部下の仕事を把握するのも上司の仕事ではないのですか」と、夫は怒りを爆発させ声を荒げた。課長は頭を下げるばかりで、「明日、係りに連絡させます」と言った。

一緒に行った福岡のSさんの件も、答えはまともに返ってこなかったらしい。帰りの飛行機の時間が迫っていたので、連絡を約束させて厚生省を出た。

翌日、約束の厚生省から職場に電話が入った。夫は昨日のやり取りの怒りを押さえ受話器の声に耳をすました。私もその横で耳をそばだてた。黙って先方の話を聞いていた夫は椅子から立ち上がると

「電話では埒《らち》があかないので、明日、そちらに行くから説明してくれ」と怒鳴った。

「厚生省の奴、おれたちを馬鹿にしている。国民のための仕事をする気があるのか……」

夫ははき捨てるように言った。

そして翌日、厚生省に出向いた夫は驚くようなことを聞いたという。窓口で昨日の係りを呼んでくれと言うと、課長が姿を現わし、

「その者は異動をしてこの部署にはおりません。五実さんはすでに亡くなっておられますので『弔い金の支給申請書』を出していただかないといけません。それで追加資料の審査は

していないと言うことです」

「北九州市の窓口では、厚生省に送りますと言って追加資料を受け付け、『弔い金の支給申請書』に書きかえるようにという指示はありませんでしたよ。申請書の書きかえが必要なら、なぜ北九州市に連絡しないのですか。だいたい仕事する気があるのですか」

課長は黙って聞いているだけだった。

この時の課長の名刺はいまでも手元に残してある。

東京、名古屋で地裁判決が出る

九州の裁判が六年目に入った頃、東京の予防接種禍集団訴訟の判決日が決まったと連絡が入った。

昭和五十九年五月十八日午前十時、東京地裁で判決公判が行われる。全国で始めて予防接種被害の集団訴訟に踏み切った東京での判決は、各地の訴訟団も注目した。

私たち九州の原告も、前日から四人が傍聴のため上京。全国で集団訴訟をしている仲間とは、集会などで顔見知りになっていたので、合流したら時間を忘れて話し込んだ。誰かが早く寝ようと言ったが、明日の判決のことを考えるとなかなか眠れなかった。

判決の当日は、東京の空は五月晴れだったと記憶している。東京地方裁判所前はマスコミ関係者、支援者、遺影を胸にした家族関係者でごった返し、そのなかには重度の被害者が車椅子を押してもらって参加していた。また、いつ発作を起こすか分からない子はヘルメットをかぶせられ両手を引かれている。分からないままフラッシュを浴びてビックリしている子どもと、疲れた親の姿がそこにあった。

傍聴者は数に制限があり裁判所の玄関前で抽選になったが、「九州から見えたのだから、どうぞ」と、東京原告団に割り当てられた傍聴券を譲ってもらった。

仲間と傍聴席に腰を下ろし、被害者を救済する判決が出ることを祈った。

判決

「予防接種禍、国に補償責任」

「伝染病の発生、まん延を予防する公共目的を実現するために発生した特別の犠牲」とし、憲法二十九条三項を類推適用して「国には被害者に対する損失補償責任がある」とした。

裁判長が判決の主文を読み上げると、張り詰めた傍聴席の空気が揺れ、かすかな声がもれた。主文を聞くと一人の弁護士が退席し、マスコミ関係者も外に飛び出した。弁護士は法廷の外で裁判の様子を見守る人垣に「原告全面勝訴」と書いた紙を両手で掲げた。

その瞬間、だまって肩を抱き合う者、手を取り合って涙ぐむ者、支援者の大きな拍手、原告の喜びの声をリポートするマスコミ関係者が人波を泳いで回っていた。こんな様子を私は夕方のテレビで見た。

判決の後、別棟の弁護士会館へと移動して「勝利報告集会」が開かれた。

始めに弁護士が判決文を平たく説明すると、被害者家族の代表が喜びの言葉と支援者に感謝を述べて、明日は判決文を持って厚生省交渉に行くとつけ加えた。

私たち九州の原告四人も厚生省交渉に参加して、東京の原告代表が声明文と控訴を断念するようにという文書を厚生省の担当者の前で読み上げるのを聞いた。その文書を担当者は頭を下げて受け取ったが、ほとんど形式的だった姿が目に残る。それでも昨日の判決と厚生省交渉に加わり、このような場所に自分がいることが夢のようである。東京から帰る飛行機のなかで、東京判決の記事が載った各紙の夕刊を広げた。

東京の判決は、各地の被害者に長かった苦労を忘れさせ、今まで先が見えなかった自分たちの判決にも弾みがつくと喜んだ。

ところが一週間ぐらい経って、「国が控訴」というニュースがテレビで報じられた。

予防接種禍の被害者救済を求めての闘いは、東京地方裁判所から東京高等裁判所に移り、再び審理されることになる。
全国の予防接種訴訟原告たちの喜びはつかの間で、東京を始め各地の訴訟団の落胆、ショックはしばらく続いた。

私たちも、東京の「国が控訴」を踏まえ、弁護士を交えての原告団会議が開かれて、国が控訴した理由をいろんな面から検討することになった。弁護士は冷静だったが、原告はそうはいかない。東京の原告は全員が行政による認定者である。それに比べて九州の原告九家族のうち五家族は未認定家族。国の対応はもっと厳しいものがあるに違いない。このことを考えると、しばらくは食事も喉を通らなかった。裁判の恐ろしさを肌で感じた時である。この状態からどんなにして立ち直ったのか今は思い出せないが、できることをするしかないと腹をくくったに違いない。

東京判決の翌年、昭和六十年十月、名古屋地方裁判所も原告勝訴とした。
昭和六十二年九月には大阪地方裁判所でも原告勝訴である。しかし、いずれも国が控訴したので、各地の高等裁判所で審理が再開されることとなった。

映画「母さんの樹」

私たち原告にできることは、いろいろな集会の場に出て行きビラを配り、被害者の実情を訴えて多くの人たちの理解を求めることだった。北九州市で開かれた「母と女教師の会」、福岡での「母親大会」などにはできるだけ参加するようにした。

昭和六十一（一九八六）年八月、北九州市で「母親大会」が開かれた時のことである。この時、橋佑典監督の「母さんの樹」が上映されたので、ビラ配りを終えた仲間十名で観ることになった。

昭和三十六年の電電公社（現・ＮＴＴ）新潟・長岡局が舞台である。不当に解雇されて最高裁に上告中の、たった二人きりの裁判といわれる長岡裁判闘争が背景である。主人公、芳子の子育てと裁判闘争という異質のモチーフを人間尊厳の視点からとらえたものであった。公社を解雇され、組合からも除名されたため、解雇無効の裁判費用をまかなうために、芳子と森野はパンツやシャツの行商と署名運動に明け暮れて、子育てどころではなかった。二人だけの裁判で支援の輪を大きくしたのは芳子たちの「やる気と生きざま、こんな非道な権力に頭を下げちゃ日本の女がすたる」という性根の据え方だ。

ごく普通の女性が裁判という特異な体験をしていくなかで、まずぶつかることが子どものこと、家庭のことであった。その一つひとつと向かい合っていると運動がお留守になる。映画「母さんの樹」は自分たちの現状と重なり、スクリーンのなかに自分たちの姿を見るようでもあったが、「自分たちはまだまだ考えが甘い」と、大きく心を揺さぶられた。

仲間との足並みが揃わず、内、外と辛い思いの日々に「どうして、こんな思いまでして裁判なのか……」と、一人ひとりの原告がなんど自問自答したことだろうか。しかし、予防接種事故は社会の必要悪として今もなお起こっており、仕方がないからと言ってすまされている。

被害者の親は、かわいい子どもの命と健康な体を一瞬のうちに奪われて「このまま引っ込めない」という気持ちだけで闘っている。提訴してから八年がたっていた。

福岡地方裁判所、全面勝訴

福岡地方裁判所に提訴して十一年目の春、平成元年（一九八六）、私たちの判決日が四月十八日と決まった。

予防接種裁判が原告勝訴という流れにあるとはいえ、国はことごとく控訴している。考えると心配はつきない。今までよりも支援の要請、ビラ配りに力を注ぐことで不安を忘れようとした。

弁護士から判決内容を想定しての一連の動きについての説明があり、役割が確認された。判決が出て、原告団が出す声明文も何通りか準備され、翌日には上京して厚生省と交渉することになった。また、その日の早朝にビラ配りをすることも決まった。が、当然判決が出ないとビラは作れない。それではどうするかで、その場がいき詰まった。その時、ビラのイラストを描いてくれた蒲原雅人のことを私は思い出した。

「いとこが東京にいるので、判決が出たらすぐ原稿を東京にＦＡＸして、印刷したビラは東京の宿まで届けてもらえないか頼んでみましょうか」

「それができたら助かる」

弁護士の言葉に、私はその場から蒲原に電話を入れた。快諾してくれたのでＦＡＸ番号を聞き、東京の宿が決まり次第連絡するので届けて欲しいと頼んだ。

判決前日の平成元年四月十七日「判決前夜集会」が福岡地裁敷地にある弁護士会館で開かれて、原告家族、友人、知人、支援者など百名以上が集まった。鹿児島の原告は、明日の判決を踏まえて泊りがけで出てきていた。

「九家族の原告で、よくここまでやった」と、支援者からねぎらいの言葉が贈られ、「正義の裁判だから勝たなければならない」と、カネミ油症の横地秀夫先生は、会の設立の時と同じことを言った。原告と弁護士は、これまでの支援に対して頭を下げ、山科成孝原告団長が明日の傍聴をお願いした。

未認定の立場で、仕事をしながら慣れない裁判の道を、夫と私が十年あまりも続けてこられたのは、熊本大学体質医学研究所勤務（当時）の原田正純先生の新聞記事との出会いがあったのが大きい。

昭和五十四年三月、つまり提訴して間もなく、水俣病二次訴訟の判決が下された日の「毎日新聞」（夕刊）で原田正純先生は、「判決に思う　被害者の論理に耳傾けよ」という見出しで書かれていた。

この記事に夫と私は信念を貫くことができたといえる。いまでは変色してしまった一片の新聞記事、ここに原田正純先生の了解を得て転載する。

「水俣病でない」とされた患者たちが、チッソを相手に起こした損害賠償事件、いわゆる水俣病二次訴訟の判決が二十八日、熊本地方裁判所で下された。司法がどこまでを水俣病とみるか、その被害をどうみるか、という例がない問題が、このような形で法廷で争われなければならなかったことは、結論の如何を問わず、被害者にとっても。医学にとっても不幸であることを忘れてはならない。

被害者の叫びや思いが、ストレートに企業や行政、そして医学に生かされていれば、このような事態にはならなかったのである。この裁判は、企業の水俣病加害責任を認めさせる第一次訴訟と比較すると、比べものにならない数の医学者が出廷した。最後には複数の鑑定まで行われ、医学論争に終始し内容を複雑にした。

人々は何か高度な、非常にむずかしい論争のように受けとっているに違いない。原告はほとんどが家庭内に典型的患者を抱えており、紛れもなく汚染を受けた人たちであり、また、さまざまな健康障害を持ち、日常生活に支障があるのも動かせぬ事実である。決して、いわゆる境界領域といわれる軽症者ばかりではない。

「同じものを食べて、同じ症状があって苦しんでいるのに、妻だけが水俣病で、わしがなぜ?」「他の病気があると水銀は影響せんのですか?」という被害者の実に素朴な問いかけ。それを企業や行政がどこまで認めるのか、という非常に分かりやすい論理なのに、水俣病の底辺を医学がどこまで実証できるかという、専門的といわれる分かりにくい論理にすりかえられてしまった。

実は、ここに水俣病問題に果たしてきた医学の本質があるのだが、実証できたかということは、その医師と水俣病とのかかわり合い方によっても、被害者を信じるかどうかによっても差が生じようしまた実証の点で未解決な問題が残されていることも事実である。

しかし、そもそもこの裁判で最初に意図されたものは、医学的、学問的という名でもって、被害者の救済にワクをはめる認定制度そのもののあり方と行政の姿勢、そのうしろに隠れている企業のあり方を問い、それとかかわってきた私たちの医学が、いかにゆがめられてきたかをも問うたものではなかっただろうか。だが、一方で考えてみると、そのようなことは、この裁判のなかではでは本来なじまないものであったようだ。ここに裁判の限界がある。

司法の判断が、どのように下されようとも、単に認定された数や補償金の額や、勝ち負けにまどわされることなく、史上初の汚染にさらされた被害者の声、論理に耳を傾けてほしい。そして、再々いわれている認定制度や、行政とくに国のあり方について、抜本的な改善を試みる一つの機会としてもらいたい。それこそ、この裁判の真の意義だと考える。

（原田正純、熊本大学体質医学研究所「毎日新聞」昭和五十四年三月二十八日）

判決当日、夫と私は早起きして、五実の仏壇にいつもより長く手を合わせた。やれることはやったという気持ちからか、判決に対する不安は不思議となかった。

福岡地方裁判所には余裕をもって自家用車で家を出たが、夫は渋滞を避けるため裏道に車を走らせた。私は裏道ではなく今日は大通りを走って行きたかった。私のこだわりであろうか。そのことを口にすると、「運転手にまかせろ」が、口癖の夫は前方を見たまま「なんで、この道が早いよ……」と顔を曇らせた。私は目を閉じて黙った。いつの間にか夫は裏道から大通りの方へと車を戻していた。車窓に映る景色を眺めながら、私たちは判決のことには触れないで裁判所の門をくぐった。

裁判所の正面玄関まえの道路には、両側に桃太郎旗を立て、ブルーに白字で「かわいい子どもたちを予防接種被害から守ろう」と書かれた横断幕が、支援労働組合の宣伝カーのボディに張られていた。原告の肩にはビラ配りの時と同じタスキがかけられて、もうマスコミの取材が始まっていた。

法廷に入る前、労働組合の宣伝カーの上で山科原告団長が「九家族の原告で十年あまりの法廷闘争が続けてこられたのは支援者、皆様方のおかげです」と、感謝の言葉を述べて頭を下げた。同時に、ひと塊になっていた原告家族も頭を下げた。

九家族中、四家族が短い生涯を終えた我が子の遺影を胸に抱き、待ち構えるマスコミのフラッシュを浴びて裁判所に入った。

法廷では、いつもは証人が座る席に原告のために長いすが持ち込まれていた。判決を受ける原告は弁護団席から原告番号順に二十二名が肩を寄せ合った。裁判長が姿を現わす前の一瞬、張り詰めた空気に思わず胸を押さえた。

審理の途中から交代した田中貞和裁判長が入廷。着席と同時に、主文が読み上げられ、原告は聞き漏らすまいと身を乗り出して、裁判長の独特の言い回しに耳を澄ました。

「九人の被害児全員につき予防接種と副反応事故との因果関係を確認できる」

裁判長の言葉を聞いて、「因果関係が認められた」のだと思い、原告の弁護団席を見ると弁護士たちは軽くうなずいて見せた。夫と私は思わず手を握り、裁判長の言葉の続きを聞いた。

「うち五人については国家賠償法の損害賠償請求を認める」(未認定被害者のことである)

「残り四人は憲法二十九条三項に基づく損失補償請求を認める」(行政認定者)

「伝染病予防という公共目的のため強制的に実施されている予防接種により、ごくまれにいたましい事故が発生、被害者は受忍限度を超える特別の犠牲を強いられている」という内容で、「事故は予防接種が原因」であり、明確に「国に責任がある」との判決が言い渡された。

　唯一、行政の認定問題を問いかけた九州の被害者が、全面勝訴という判決を手にしたのである。

　弁護士会館に移っての「勝利報告集会」では、未認定というハンデキャップを抱えての苦しい日々を思うと感極まって言葉にはならなかった。

　夫と私はただ支援者に頭を下げて回った。九州地区予防接種被害者の会の設立から十三年余り、原告団をまとめてきた事務局として、九家族全員が認められたのが何よりもうれしい。納得できないことに「おかしいのではないか」という気持ちを持ち続けて本当によかった。苦しみが多かった分、喜びが倍になって返ってきたことをこの日実感した。

　集会が続くなか、私は弁護士の一人と弁護士事務所へと急ぎ、弁護士が書いたビラの原稿を打ち合わせ通り東京の蒲原にＦＡＸした。明日の厚生省交渉の前に東京で配るビラである。私が雑用に追われていた間、集会を終えた他の原告家族は記者会見に臨んでいたという。みんなで遅い昼食をとる。

　そして、その足で各原告家族から一人、弁護士十人、支援者三、四名が、明日の厚生省交渉のため東京行きの準備をした。搭乗口までマスコミ関係者に追われて、福岡空港を飛び立ったのは、夕方の四時頃である。

東京の宿に着くと間もなく、蒲原の使いの者が刷り上ったビラを持ってきてくれた。その日は夕食をとり雑談をしていると時間はあっという間に過ぎ、割り振られた部屋に入ると疲れがどっと出た。が、今日一日のことが思いだされていつまでも眠れなかった。

全国予防接種被害者の会はこの福岡判決について次のような声明を出した。

昨十八日、福岡地方裁判所は予防接種被害損害賠償請求事件の原告に対し、（全面）勝訴の判決を下した。

そもそも、この事件の発端は、一九七七年以前の時点において、国は予防接種に重大な危険性があることを十分に知りながら、国民に知らせず、その上、罰金刑まで付して強制したことにある。しかも一九七六年救済法制定に当たり、厚生省保健医療局長は国会において「疑わしきは救済する」と明言しながら、実際は何らなすことなく、医師と地方自治体の被害者切り捨てを放置した。また救済の内容は、今日でも被害の実態から遙かにかけ離れた不当なものである。ために、数十万の国民が、悲惨な生活を強いられている。

一九八四年の東京地裁判決、一九八七年の大阪地裁判決は、この憲法を無視し、国民の命と健康をもてあそんで恥じない行政に対し、社会正義のあり方は、いかにあるべきかを明らかにした、正しいものであった。

国はいたずらに面子にこだわり、姑息な手段を弄し、被害者を苦しめることなく、正々堂々と過ちを認め、大国の名に恥じない人権行政に改めることを。全国民は強く求めている。

我々は憲法の番人としての裁判官を信じ、完全救済と事故の撲滅を目指し、全国の被害者が一致団結して、最後まで闘うものである。

厚生省との交渉

翌朝、厚生省前でまぶしいくらいの陽射しの下、原告団、弁護団、支援者が幾重にも分かれてビラ配りをした。

そのあと厚生省の建物に入ると、厚生省の担当官との交渉の段取りについての説明があり、交渉開始を待つ間、昨日の判決の喜びに話が弾み、どの顔にも喜びが溢れていた。私は東京、名古屋（東海）、大阪の一審判決を踏まえた厚生省交渉に参加したが、今日は手に汗を握り肩にも力が入っている。当事者として交渉に臨む気持ちはまた違う。

厚生省との交渉は、初めに山科原告団長が声明文を読み上げ、国は判決に従って控訴しないように要請した。また、弁護団からも被害の実情を把握して救済の道を選び、予防接種行政を見直して、加害者本位で進められている認定審査会のあり方もこの際検討すべきだと迫った。

東京、名古屋、関西の原告団は一審判決をすべて控訴した国の態度を非難した。厚生省は頭を下げるばかりで、一時間余りの形ばかりの交渉は終わった。

原告団と弁護団は、その足で用意していた要請文と声明文を持って衆議院会館、参議院会館を訪ね、地元議員への判決の報告と今後の支援協力をお願いして回った。私たちが東京を後にしたのは午後五時過ぎだったと思う。

つかの間の喜び

「国、控訴」のニュースは、福岡地裁判決から一週間も経たないうちに、私たち原告の耳に届いた。各地の様子から覚悟はしていたが辛い思いで受け止めた。再び審理される福岡高等裁判所でどう闘うか、すぐ弁護団との話し合いがもたれた。

気持ちを切り替えるしかない。

国が控訴したとはいえ、私たちにとって一審での全員勝訴は大きかった。原告には一審での勝訴で仮執行金が支払われ、その一割を弁護団報酬、一割を原告団の費用に当てると、残額を各原告の判決による認容額に応じた金額が振り込まれた。しかし、このお金は二審の結果によっては戻さなければならないという。

これまでの会の財政は一家族が毎月支払う三千円と夏と冬、年二回の臨時会費一万円、それにカンパによってしのいできた。乏しい台所事情から事務局の各地との連絡、通信費、交流のための旅費などは身銭を切っていた。

二審を闘っていく決意として、原告団の拠出金の一部で傷んだ手作りのタスキを、ビラの紙の色と同じブルー地に白字で、「九州地区予防接種被害者の会」と染めたものに作り替えた。ブルーにこだわったのは、いま考えても説明はつかないが、自分たちの率直な気持ちを表すカラーが理屈ぬきでブルーであったと思う。

一審判決後の六月九日、「九州地区予防接種裁判一審勝利報告集会」を、福岡サンパレスで開くことが決まり、また九家族は支援団体に案内状を持って回わることになった。

控訴され、引き続き裁判が続くことを踏まえ、これまでの支援に対する感謝と今後の支援

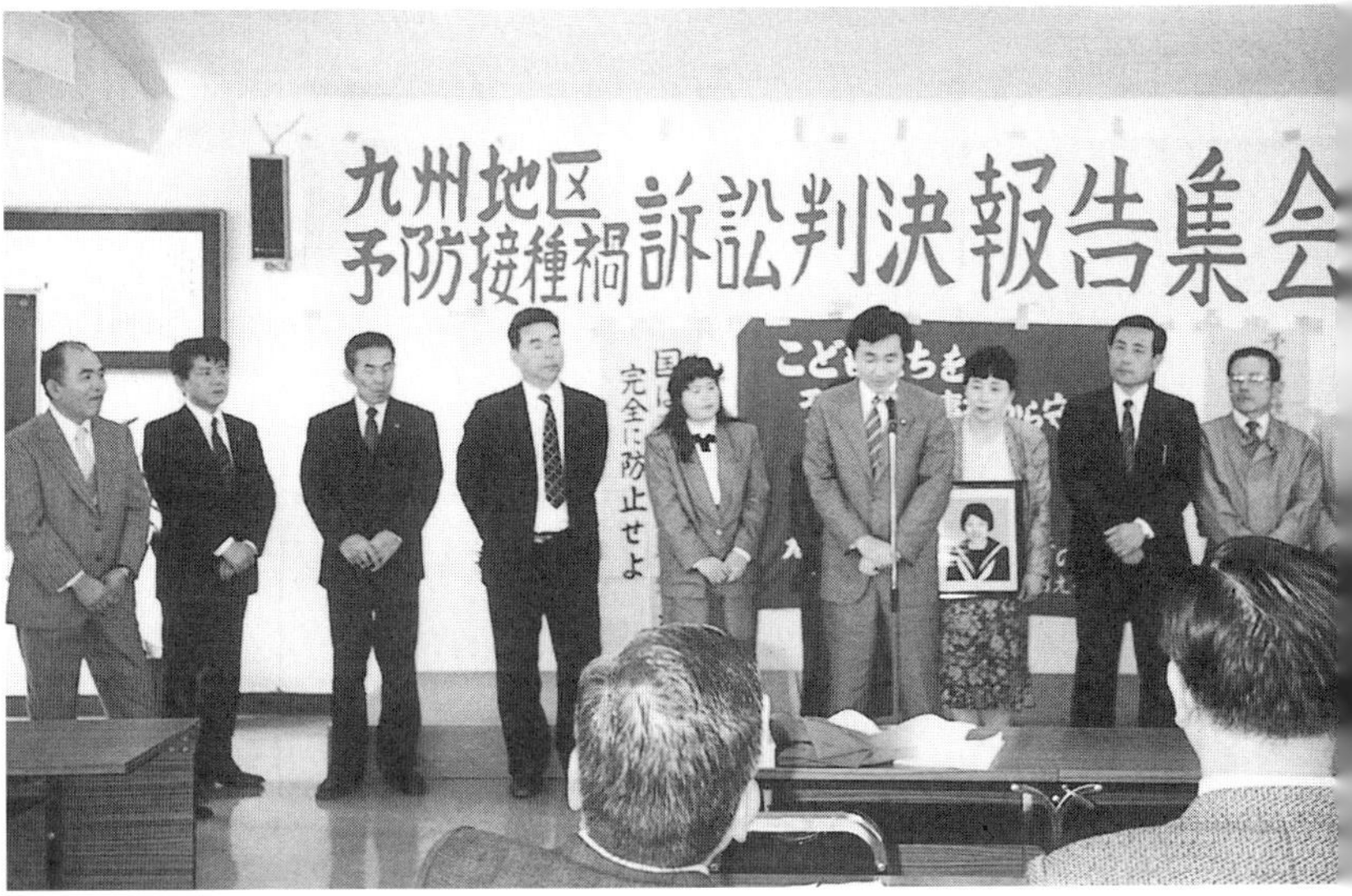
九州地区
予防接種禍訴訟判決報告集会
完全に防止せよ

弁護士会館での報告集会での原告団たち

をお願いする会である。

その時の、パンフレットの表紙には、弁護士が一審判決での全面勝訴と書いた紙片を掲げた写真と「歴史が、一歩前に進むのには多くの人の力が要るものです。予防接種の被害をなくす運動は、この福岡地裁の判決によって一歩前進しました。長い十一年のたたかいを支えてきた仲間の温かい心をたしかめあいながら、共にこの勝利を喜び、次の前進のために励ましあう集会としたい」と、呼びかけ文を載せた。

各地の仲間、支援者、家族が集まり会場は二百名ぐらいの人で埋まり、壇上に並んだ原告一人ひとりの挨拶には判決までの苦しかった涙と、勝訴した喜びの涙が入り混じっていた。

配布したパンフレットなかほどの「原告団の声」に、夫と私は率直な気持ちを書いた。

娘をむだ死にさせたくないという一心で、認定審査会の不合理な厚い壁と闘って来ました。白木先生を始め諸先生の力強い証言、弁護団の日夜のご活躍、考える会を中心とした支援の方々の物心両面からのご支援で一審は全面勝訴というみごとな判決を勝ちとることが出来ました。本当に有難うございました。

また、東京、名古屋、大阪の原告団、多くの皆様の努力がみのり、福岡の全面勝利があったのだと思います。心からお礼申し上げます。しかし、国は直ちに控訴して無駄な争いを続けると言います。行政の谷間に置き去りにされている多くの被害者が、この裁判の行方を見守って完全救済の早期実現を求めています。どうぞ引き続きご支援、ご指導をよろしくお願い申し上げます。

（「勝利報告集会パンフレット」より）

控訴審始まる

鹿児島などでの出張尋問

翌年の平成二（一九九〇）年二月二日、福岡高等裁判所での鎌田泰輝裁判長による審理が始まった。法廷は準備書面のやりとりが主で、このような法廷がこの年は四回ぐらい開かれた。

原告団は、一審と同じように各団体への要請行動と各地での集会に出ることが多くなった。予防接種の被害者とその家族の実態を、裁判官に直接見てもらい理解を深めてもらうために被害者本人の家を訪ね、出張尋問が行なわれることになった。

平成三年六月、鹿児島のS原告の家で出張尋問が開かれた。弁護士と原告の移動はＪＲでのとんぼ返りの一日となった。私たちは、早朝から大変だったが、車中ではささやかな旅の気分がして裁判中での数少ない楽しい思い出となった。

被害者Sさんの家は、田畑の真ん中にある大きな平屋であつた。開け放された玄関を入ると少しいびつになった広い土間があり、天井の黒ずんだ大きい梁が旧家を思わせた。六畳と八畳続きのフスマがはずされた部屋に長い飯台が置かれ、そこに裁判官と書記官が座った。向かい合うようにして被害者本人と両親、その横に担当弁護士、後に私たち原告八名と弁護士二人が座った。

勿論、十六歳の被害者R子さんはなにが始まるか分かっていない。ただ、いつもとは違う周りの様子に、独りごとを言いながら部屋の中をウロウロと歩き回った。

尋問は、被害者を抱えた家族がどんな一日を過ごしているか、担当弁護士が両親に問いかける形式で進められた。しかし、被害者が何度となく母親の手をとって「立ちあがれ」という素振りをするので、話は何回となく中断した。

出張尋問では裁判官のみならず、参加した全員がSさん家族の大変さを目の当りにした。この後、出張尋問は福岡の二家族でもおこなわれた。

裁判官を忌避

平成四年、東京の控訴審が大詰めを迎え、名古屋では裁判長が双方に異例の和解勧告をしたが、国は和解のテーブルに着くのを渋っていた。予防接種禍裁判は慌しくなってきた。福岡高等裁判所での九月の私たちの法廷でも予期しない事態が起きた。

それは、名古屋高裁での裁判官による和解勧告で、予防接種裁判の流れが原告側にあるとみた弁護士が、裁判長に和解を申し入れたことである。原告側の要望を受けた鎌田裁判長は国に和解を打診したが、国は受け入れを拒否した。

これを受けて、鎌田裁判長が原告、被告双方の新たな証拠、証人申請を却下して結審の意向を示したのである。これに対して原告代理人は、この訴訟指揮を不当だと「鎌田裁判長ら裁判官三人の忌避」を申し立てた。

「鎌田裁判長は、裁判の国側代理人となる法務省の訟務検事と裁判官の人事交流で任官以来、同省民事訟務課長など国側の訴訟担当者を十七年間勤めた。同高裁に着任間もない昨年一月にも、原告側から自主的に担当からはずれるように『回避勧告』されている。これまでの訴訟指揮にも国よりの姿勢がうかがわれ、被害の実態を確かめる証拠調べもしない結審には納得できない」

と、原告の弁護士が詰めより、審理は中断した。

私たち原告は「裁判官忌避」という思わぬ事態に、「ただならぬこと」が起きたと弁護士の様子を傍聴席で見守るだけだった。

弁護士からは『裁判官忌避』という事態があるかも分からない」ということを、事前に聞かされていなかった。裁判になれない原告は、「裁判官忌避」が、裁判官の心証を悪くして、今後の裁判に影響しないかと恐れた。

「話してなかったですかね」と言って弁護士が説明したのは、法廷のあとの集会だった。

弁護士が証人として法廷に申請したかったのは、

「先に、被害者宅でおこなわれた出張尋問を踏まえ、京都大学（当時）発達心理学の田中昌人教授を予防接種禍の特殊性からくる被害の深刻さを裏付けるためには『重要な証人』であるから、採用するように」

と、いうことであった。この証人申請が却下され、それから、あまり間をおかないで原告代理人が裁判官忌避を申し立てたのだ。しかし「裁判官忌避」は「却下」され、審理は再開されることになった。

当時、私は、この時の法廷のやりとりがあまり分かっていなかったが、あれは判決前のまさに攻めぎあいの場ではなかったろうか。弁護士が裁判官は国寄りだと「忌避」し、牽制したのは一つの戦術であったと、いまの私は思っている。

裁判にかかわって一番驚いたのは、法廷が開かれたと思ったら双方の代理人がひと言二言のやり取りをして、「それでは次回の日時を決めます。○月×日でどうですか」。そんなことが何回かあった。鹿児島の原告は時間をかけて福岡にやってきて法廷に入るなり、「本日はこれで閉廷します」の一言に首をかしげる場面もあった。この普通では考えられないことに、私たちはだんだん馴らされ、受け入れていった。

東京高裁勝訴判決、名古屋高裁和解

平成四年十二月、全国で初めて予防接種被害の集団訴訟を起こした東京の原告団に対して、東京高等裁判所の判決が出た。

東京高等裁判所の判決は、「予防接種行政そのものに過失があった」として、過去の判決に比べても極めて厳しい司法判断を示し、「国は六十一家族に賠償せよ。ただし一家族は『除斥期間』として退ける」とした。

そして、国は控訴を断念し、六十一家族の勝訴が確定した。が、敗訴した原告一家族は直ちに最高裁判所に上告した。

東京判決は、全国で争われている同種訴訟にも直接の影響があるとして、厚生省に加え、訴訟担当の法務省や大蔵省も交えて上告の可否が検討されたという。

上告を断念した場合、他の訴訟の原告はもちろん、訴訟外の被害者にも公平な救済が求められ、巨額の財政支出が必要となるからである。しかし、上告しても国側敗訴の結論が最高裁で覆される可能性は低いと、法務省サイドが判断した。被害者や介護にあたる家族らの高齢化が進む中、一刻も早い救済が必要との政治的判断があり、財政当局も上告断念を了承したようである。

裁判による判決が、司法判断だけに終わるのではなく、結果によって行政サイドは財政負担が伴うのを踏まえ、あらゆることを想定、考慮して控訴や上告の可否を判断する仕組みがあることを、私はこのとき初めて知った。司法の判断を財政が支えうる環境も必要ということだ。

この時、総理大臣は宮沢喜一氏で、後藤田政晴法務大臣、丹羽雄哉厚生大臣である。上告断念の決定を下すにあたっての丹羽厚生大臣の談話は、次のようなものであった。

「今回上告断念の決定を下すにあたって、私は判決がなされて以来苦悩して参りました。最終的には予防接種行政の特殊性にも配慮しつつ、私の目指す、温もりのある厚生行政を推進する立場から、上告を断念することを決断しました。今回の決断は、健康被害を受けた個人の方やご家族のこれまでの二十年間のご苦労に対する、私なりの誠意の現われと受け取っていただければありがたく存じます。あらためて、お詫び申し上げます。一度きりの人生において、台なしにしてしまった被害者、家族のみなさんに対し、おなぐさめの言葉もありません。本当に申し訳ありませんでした」

この丹羽厚生大臣の「温もりある厚生行政……」の談話に、全国の被害者とその家族がどんなに救われたか分からない。が、未認定を含む九州の原告は手放しでは喜べず、常に不安が付きまとった。

翌年の平成五年七月、東海予防接種禍訴訟が東京判決に沿った内容で和解した。名古屋の原告も東京同様、認定者ばかりである。未認定のいる大阪、九州の和解協議は大阪がすでに決裂し、九州も和解に向け最終調整が続いていた。

分離和解

平成五年一月、再開された福岡高裁の法廷で国は、「行政が認定している原告との和解には応じてもよい」と言った。

傍聴席は一瞬ざわつき、審理は中断した。とたんに私の胃はキリキリと痛みだした。認定を受けていない私たち、未認定家族はどうなるのだろうか。五家族は置いてけぼりなのか。

担当弁護士の中尾先生を見た。中尾先生と他の弁護士は「心配しないでよい」という顔つきで、傍聴席の原告を見ているようだった。この時、国側から「和解してもよい」と言われた認定家族の原告は、目の置き場を失っていたように見受けた。

裁判で北九州から行動をともにするOさんは認定家族だった。その日は、帰る列車の中でも、いつもと違って会話はほとんどなく、お互い目が合うのを避けていたように思う。

子どもの死に疑問を抱き、同じ目的をもって集まった認定家族と未認定家族の仲間が、ここにきて「和解」という二文字で線引きされ、予想もしなかった辛い思いを強いられた。

「全員が和解のテーブルにつくことが原則だ」と、原告と国との綱引きが始まった。

和解交渉は、国のかたくなな姿勢で平行線のままで、弁護団と原告団は、和解協議についての話し合いを頻繁にもった。

「司法の判断を仰ぐしか方法がなかったから裁判を起こした。この場になって和解ということは考えられません」と、私は弁護士さんに言った。それに対して弁護士さんは、

「和解交渉を避けて判決を求めると、どんな判決が下るか分からないが、和解だったら一

審判決があるではないですか。国が和解のテーブルに着くといっている認定者だけでも和解協議を進めたらどうだろう。名古屋同様、東京判決にそった解決ができる。その交渉の中で未認定者へのプラス要因が高まるのではないか」

と説明した。

原告は、裁判に踏み切った時から多少のリスクは覚悟していた。分離して国のいう和解交渉に入ることは、原告団の団結にもマイナスで国の思う壺ではないだろうか。

「全員が和解のテーブルにつくのが原則。要求する内容が実現しないと和解しない」と当初、弁護士さんから聞いたように思う。それがいま、「納得できる解決を得るには和解しかない」と言う。

二分してでも和解を勧めようとする弁護士さんの真意が、私たち夫婦にはどうしても理解できず、考え方の隔たりに苦しんだ。夫と私は、あくまで全員で判決をと思う気持ちは変わりはなかったが、それでも認定者が和解の席に着きたいというなら仕方がない。こんな気持ちを押さえきれないで、夜中に弁護団事務所にＦＡＸを送ったこともある。

数日して、原告は一家族ずつ担当弁護士の部屋に呼ばれて、和解についての気持ちをたずねられた。その時の私のメモにはこう書いている。

「私たちは、裁判を起こした時の気持ちが忘れられません。先生が、私たちの立場だったらどうされますか。私は『みんなで判決を』にこだわりますが、あとは先生に一任します」と担当の中尾晴一弁護士さんに答えている。

東京判決で認定者は勝っているのに、九州の認定者の判決を弁護士は危ぶんでいるのだろうか。それでは未認定の者はどうなるのか。目の前が真っ暗だ。

こんなことを心配しているのは、私たち夫婦だけではないだろうと、未認定の四家族に「会って話しをしようか」と声をかけてみた。未認定家族からは待っていたとばかりの返事がかえり、福岡天神のビラ配りをしていた場所で会うことになった。

顔を合わせると「ソラリアだったら座れる」と足早に歩きだした。ソラリアは福岡天神の繁華街の一角に、行き交う人の憩いの場として白いプラスチック製の洒落たテーブルと椅子が置かれていた。私たちは人気のない奥の方の一角にある丸いテーブルを囲んだ。未認定家族は、こみ上げる気持ちを押さえながら話し始めた。

「裁判にかけた十三年余りを悔いる」という者、「せめて仮執行金を返さないですむ方法はないか」と嘆く者。繁華街の片隅でやり場のない怒りと、惨めな思いに五家族は唇をかんだ。「ここまで頑張ったんだから、最後まで自分たちを信じよう」と、夫が精いっぱいの言葉をかけて別れた。

そして、北九州市のOさんを含む認定の二家族が分離和解。あとの認定家族二家族と未認定五家族の七家族が判決を求める側に分かれた。提訴した時は考えもしなかった事態に原告は困惑しながら最終局面を迎えた。

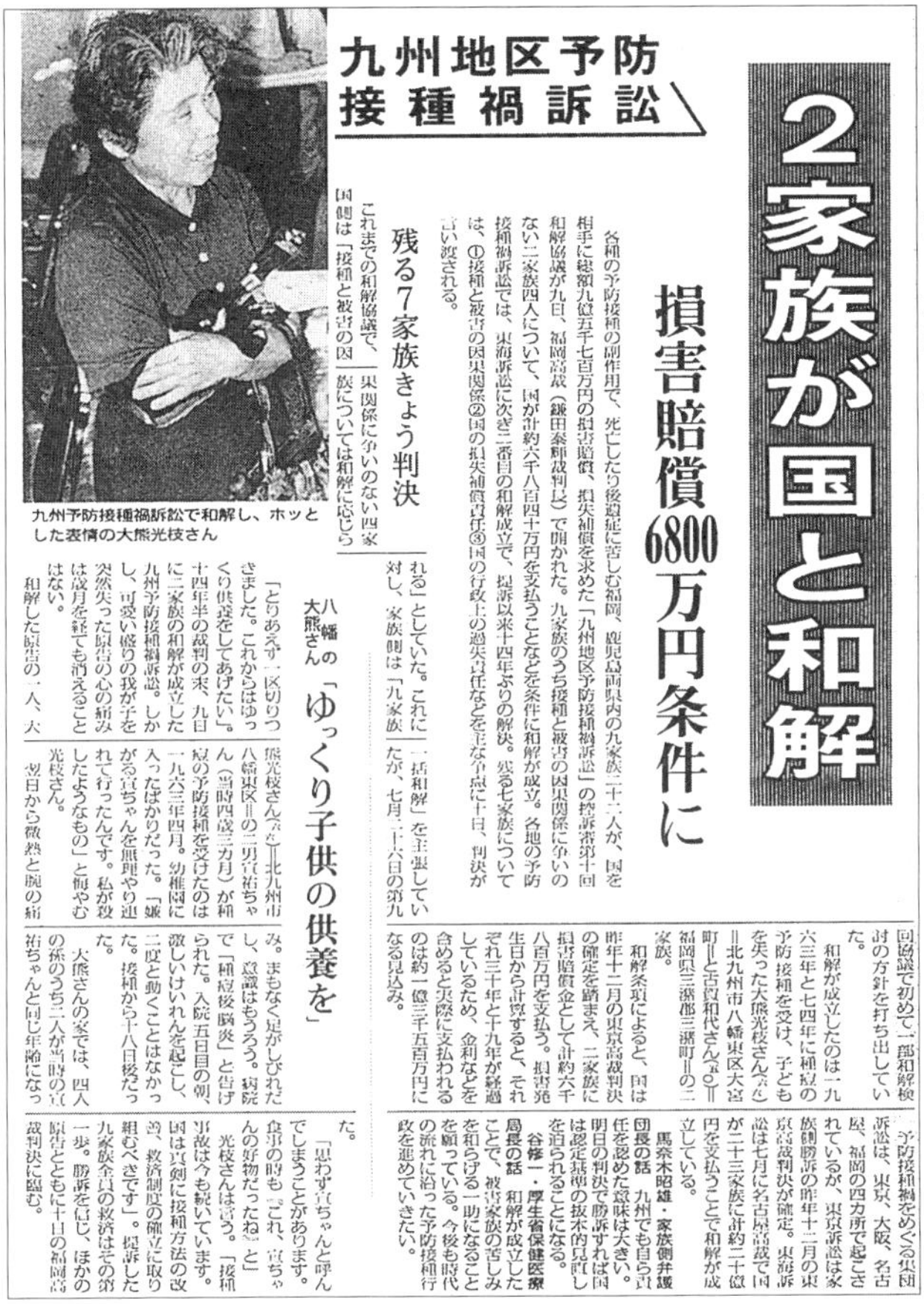

九州地区予防接種禍訴訟

2家族が国と和解

損害賠償6800万円条件に

各種の予防接種の副作用で、死亡したり後遺症に苦しむ福岡、鹿児島両県内の九家族二十二人が、国を相手に総額九億五千七百万円の損害賠償、損失補償を求めた「九州地区予防接種禍訴訟」の控訴審第十回和解協議が九日、福岡高裁（鎌田泰輝裁判長）で開かれた。九家族のうち接種と被害の因果関係に争いのない二家族四人について、国が計約六千八百四十万円を支払うことなどを条件に和解が成立。各地の予防接種禍訴訟では、東海訴訟に次ぎ二番目の和解成立で、提訴以来十四年ぶりの解決。残る七家族については、①接種と被害の因果関係②国の損失補償責任③国の行政上の過失責任などを主な争点に十日、判決が言い渡される。

残る7家族きょう判決

これまでの和解協議で、国側は「接種と被害の因果関係に争いのない四家族については和解に応じられる」としていた。これに対し、家族側は「九家族一括和解」を主張していたが、七月二十六日の第九回協議で初めて一部和解検討の方針を打ち出していた。

和解が成立したのは一九六三年と七四年に種痘の予防接種を受け、子どもを失った大熊光枝さん(74)＝北九州市八幡東区大宮町＝と古賀和代さん(60)＝福岡県三潴郡三潴町＝の二家族。

和解条項によると、国は昨年十二月の東京高裁判決の確定を踏まえ、二家族に損害賠償金として計約六千八百万円を支払う。損害発生日から計算すると、それぞれ三十年と十九年が経過しているため、金利などを含めると実際に支払われるのは約一億三千五百万円になる見込み。

予防接種禍をめぐる集団訴訟は、東京、大阪、名古屋、福岡の四カ所で起こされているが、東京訴訟は家族側勝訴の昨年十二月の東京高裁判決が確定。東海訴訟は七月に名古屋高裁で国が二十三家族に計約二十億円を支払うことで和解が成立している。

馬奈木昭雄・家族側弁護団長の話 九州でも自ら責任を認めた意味は大きい。明日の判決で勝訴すれば国は認定基準の抜本的見直しを迫られることになる。

谷修一・厚生省保健医療局長の話 和解が成立したことで、被害家族の苦しみを和らげる一助になることを願っている。今後も時代の流れに沿った予防接種行政を進めていきたい。

九州予防接種禍訴訟で和解し、ホッとした表情の大熊光枝さん

八幡の大熊さん「ゆっくり子供の供養を」

「とりあえず一区切りつきました。これからはゆっくり供養をしてあげたい」。十四年半の裁判の末、九日に二家族の和解が成立した九州予防接種禍訴訟。しかし、可愛い盛りの我が子を突然失った原告の心の痛みは歳月を経ても消えることはない。

和解した原告の一人、大熊光枝さん(74)＝北九州市八幡東区＝の二男宣祐ちゃん（当時四歳三カ月）が種痘の予防接種を受けたのは一九六三年四月。幼稚園に入ったばかりだった。「嫌がる宣ちゃんを無理やり連れて行ったんです。私が殺したようなもの」と悔やむ光枝さん。

翌日から微熱と腕の痛み。まもなく足がしびれだし、意識はもうろう。病院で「種痘後脳炎」と告げられた。入院五日目の朝、激しいけいれんを起こし、二度と動くことはなかった。接種から十八日後だった。

大熊さんの家では、四人の孫のうち二人が当時の宣祐ちゃんと同じ年齢になった。

「思わず宣ちゃんと呼んでしまうことがあります。食事の時も『これ、宣ちゃんの好物だったね』と」光枝さんは言う。「接種事故は今も続いています。国は真剣に接種方法の改善、救済制度の確立に取り組むべきです」。提訴した九家族全員の救済はその第一歩。勝訴を信じ、ほかの原告とともに十日の福岡高裁判決に臨む。

高裁判決の日に和解を報じる「毎日新聞」平成５年８月10日

福岡高裁でも全面勝訴

方針が決まると、法廷では判決を受ける家族が最終意見陳述をすることになった。一審と同じく原告番号順に七家族が最後の証言台に立った。

なぜ裁判を起こしたか。家族の思いがどうであったか。この子を残して先に死ねない、この先どうしたらよいか。被害者を抱えて長かった裁判の苦労などを述べて、一日も早い救済の道が開かれることを訴えた。

それから間もなく、判決日は平成五年八月十日と決まった。

原告の胸には、長かったような、短かったような十四年の歳月がよみがえる。いよいよ法廷闘争の結果が出るのだと、緊張で口数が少なくなった。

判決日に向けての作業が始まり、要請文、声明文の作成、支援団体との前夜集会などの打ち合わせ、判決後、厚生省に行く飛行機の手配など一審の時と同じように慌しかったことが思い出される。

前夜集会から帰ると東京行きの準備をして、十四年間お守りのように持っていた原田正純先生の新聞記事をまた読み返した。明日のことを考えて早く眠ろうと焦ったが、今までのことが次から次へと思い浮かぶ。

福岡天神でのなれないビラ配り、思い出しても恥ずかしかったのは労働組合の旗開きで、被害の実態を大勢の前で初めて訴え、しどろもどろで何を言ったか分からなかったこと。何より、苦労を共にした長女の久美子が教職を続けながら、弓道で知り合った野中将義さんとこの六月に挙式を終えたばかりであった。

五実が発病した翌年に、小学校に入学した耕一は、大学を卒業して東京の商事会社に就職した。そして久美子の結婚式に元気で社会人の顔を見せた。

寝つかれないでいる私の横で、夫も何回か寝返りを打っていたようだった。

昭和五十四（一九七九）年一月に、九家族で国を相手に提訴して十五年に及ぶ。昭和から平成に年号が変わって五年、福岡高等裁判所で判決が出される。

二家族は分離して、前日すでに東京判決に沿った和解をしていた。

二重の苦を味わった

平成五年八月十日。判決の日は台風7号の強い風雨が、私たちの前に立ちはだかった。

裁判所には自家用車で行くのを止めて、ＪＲを利用したが列車もノロノロ運転で、狂ったように吹く風に、もぎ取られた枝が空中に舞うのを車窓から見た。この荒れた天候は、これから判決を聞きに行く私たちの気持ちを更に不安にした。博多駅までいつもの倍、二時間近くかかり、地下鉄から路上に出ても強い風雨は衰えていなかった。私たちはずぶ濡れになって裁判所に駆け込み、濡れた髪を両手でかき分けると仲間の姿を見つけた。みんな口々に交通機関の乱れ、渋滞していた道路の説明に忙しかった。

判決が言い渡される五〇一号法廷の傍聴席は九十一席で、前日に枚数が割振りされていた。マスコミ関係に二十八席、残り六十三席が原告と支援者である。原告の要望で、法廷のうしろの壁際にも椅子が運びこまれた。それでも法廷に入れなかった人は、廊下の長いす、裁判所の玄関前で判決の第一報を待った。原告は一審と同様に、証人席に並べられた長いすに原告番号順に腰を下ろした。外は風雨が少し弱まったようだ。

午後三時、五〇一号法廷。鎌田泰輝裁判長が「判決主文を読み上げます」と、言った。原告や傍聴席の支援者は、裁判長の難解な法律用語に身を乗り出して耳を傾け、弁護団席の弁護士の表情にも目をやった。

判決要旨が読み始められ、

「未認定被害者にも予防接種との因果関係を認め、国の予防接種に対する施策の誤りを厳しく指摘する」

という内容が述べられた。弁護士と原告は一言ひと言嚙み締めるように聞きうなずいた。さらに、

「未認定者は認定されなかった二重の苦を味わった」

との裁判長の一言は、私の胸を熱くした。

【判決骨子】

一、国は被害者家族全員に総額三億三千三百万円を支払え

一、因果関係は、特定の事実（予防接種）が特定の結果（その後に発生した症状）を招いたという関係が認められる高度の蓋然性を証明することで足りる

一、被害者七人全員に因果関係が認められる

一、国は医師だけでなく国民一般に対して禁忌や副反応について十分な情報提供する義務があるが、いずれも怠った過失があり、国賠法上の責任がある

一、損失補償責任は判断しない

と、裁判長は項目ごとに詳しく述べると、「当事者と関係者に感謝を申し上げて言い渡しを終わります」と言って退廷した。

五実の死から十七年目、セーラー服を着た十四歳の五実の遺影を抱きしめた。

「やっと、ここまできた」

国の認定審査会が認めなかった未認定原告を含む全国で始めての司法の判断が下されて、認定審査会のあり方が厳しく問われた。一審に引き続いて二審も原告全面勝訴である。

私の体はしばらく震えが止まらなかった。

「それにしても、裁判は長かった」

闘う相手の国には当事者の代わりがいるが、子どもたちの親の代わりはいない。原告が根負けするのを待つような、このように長い裁判に疑問を抱くのは私だけだろうか。

一審の時と同様に裁判所の中にある記者クラブで記者会見を終えると、別棟にある弁護士会館で一時間余りの報告集会が開かれた。

支援者の前に、十五年間を闘い抜いてきた頼もしくなった原告の顔が並んだ。しかし、原告たちの頭には国が上告するかも分からないという不安があった。報告集会を終えると、家族との勝利の喜びを語り合うことなく、明日の厚生省交渉のために原告団、弁護団、支援者代表の十七、八名は東京行きの飛行機に乗った。機内ではほとんどの人が疲れて眠ってしまったが、「未認定者には認定されなかった二重の苦しみがあった」と言った裁判官の言葉を、私は何度も思い出しては喜びを噛みしめていた。

翌日の厚生省交渉には同じ日的で闘っている仲間、支援者が集まって椅子を寄せ合って三十数名が交渉に臨んだ。

判決を踏まえての「声明文」を読み上げると次のような申し入れをした。

①上告を断念せよ
②未認定の問題
③生存被害児の問題
④予防接種制度の改善

厚生省の担当官は、いつものように頭を下げて分かりましたと言った。それに対して支援者から激しい言葉が飛んだ。

「毎回分かりましたと言うが、何にもしてくれんではないか。具体的に示せ！」

厚生省の担当官はやっぱり頭を下げるだけだった。

「今日は具体的な話は無理でしょうから、上告はしないと約束してください」

馬奈木弁護団長が言った。

「上告するかどうかは、判決文を検討したうえで決めないといけませんので、いまの段階でどうするかは……」と、厚生省の谷修一保健医療局長は言ったが、目標を次のように確認した。
①厚生省は上告についての判断をする前に、もう一度原告側と会う
②その際、大臣が出席するように努めること
「できる限り希望に添うように、上司に相談して連絡させていただきます」と厚生省は約束して、「声明文」と「申し入れ書」を受け取った。


馬奈木弁護士と原告団の一人、吉田恵子さん、私の三人は、厚生省を出て、文京区にある白木博次証人の自宅を訪ねた。法廷で、もっとも困難を極めた因果関係について、白木先生が打ち出した四原則で足りると司法に判断させた。この白木四原則は全国的に採用された。そんな先生のお住まいは緑のある閑静な所で、東京にもこんな所があるのかと私たちを驚かせた。先生と奥様から「勝訴判決、本当によかった」と、笑顔で迎えていただいた。

「自分は、被害者の親からの聞きとり調査を大事に考えた。親の言葉に真実があると思っ

た」と、白木先生はいつものように大きな目をギョロギョロさせた。その場は笑い声が絶えず、私たちは腰を上げるタイミングを失っていたが、まだ話し足りなさそうな先生に証言のお礼を述べてお宅を後にした。

それから別行動をしていた仲間と衆議員院会館で合流すると、地元選出議員の部屋を回って勝利判決の報告をして、国に対して「上告を断念」するように働きかけてくれと頼んだ。

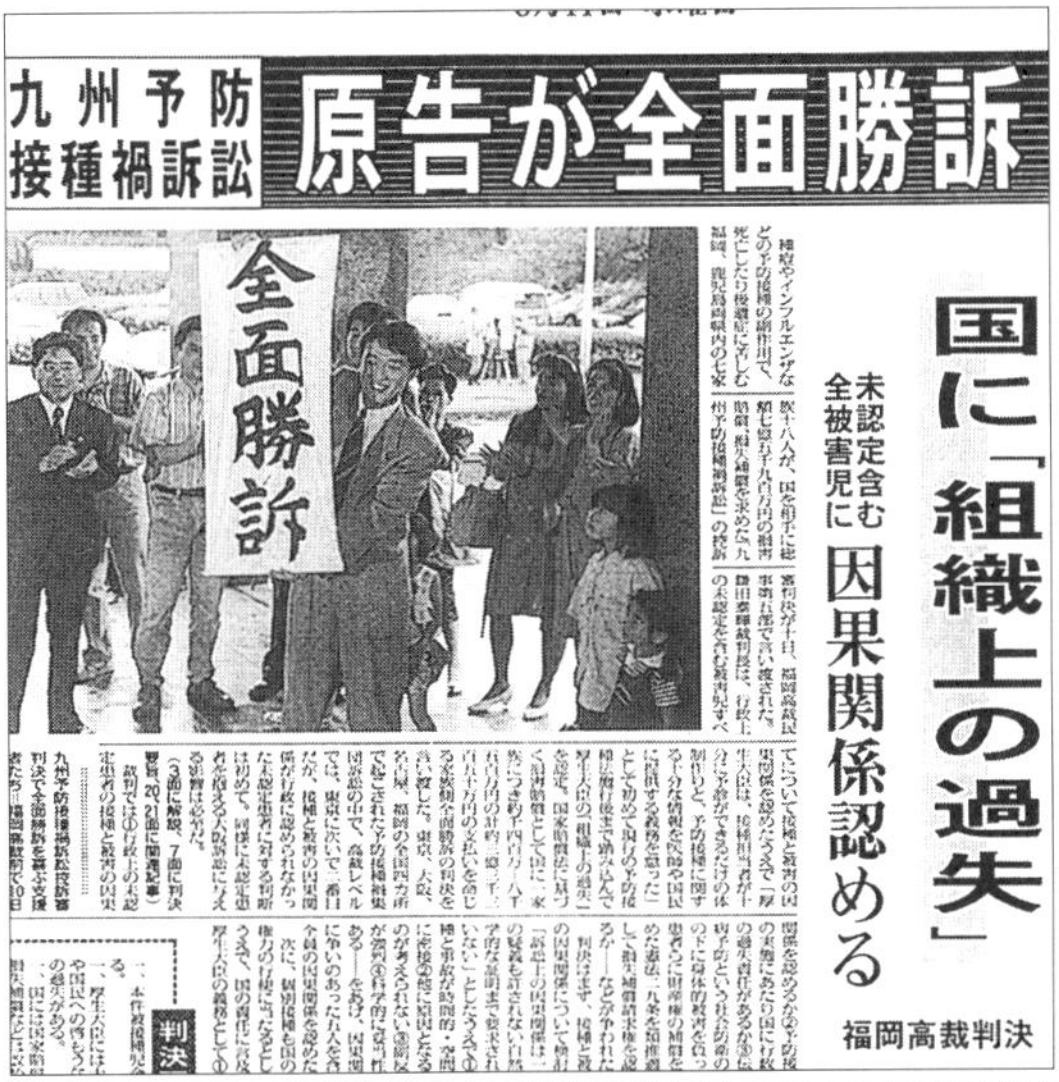

九州予防接種禍訴訟 原告が全面勝訴

国に「組織上の過失」

未認定含む全被害児に 因果関係認める

福岡高裁判決

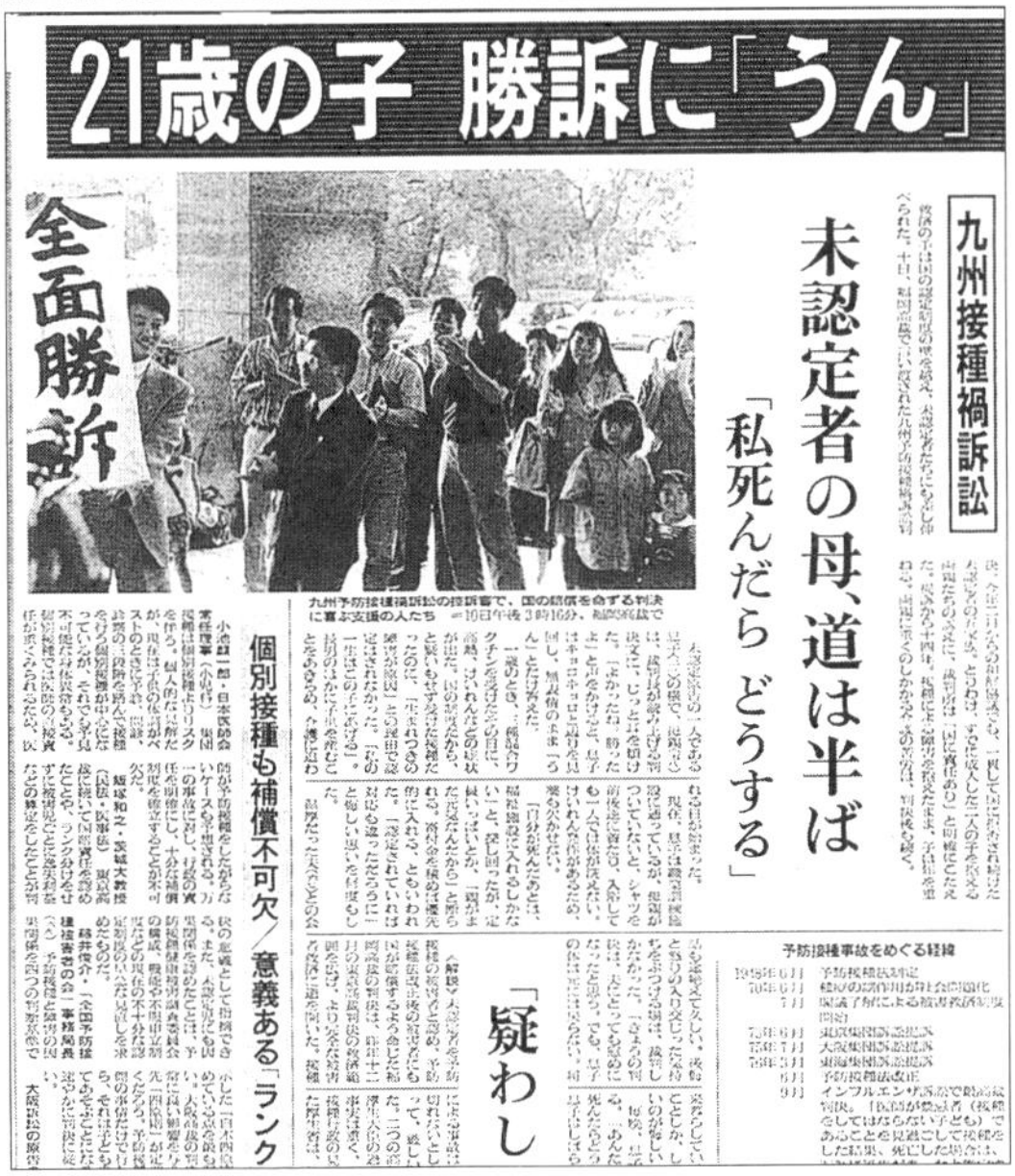

21歳の子 勝訴に「うん」

九州接種禍訴訟

未認定者の母、道は半ば

「私死んだら どうする」

個別接種も補償不可欠／意義ある「ランク」

「疑わし」

予防接種事故をめぐる経緯

福岡高裁の判決を報道する新聞。上「毎日新聞」、下「朝日新聞」共に平成５年８月11日そして「声明文」と「申し入れ書」を渡した。議員は不在のところが多く、秘書の手馴れた対応に少し物足りなさを感じて議員会館を出た。

東京から帰宅した翌日、私は「原告全面勝訴」という見出しの、自分たちの裁判の記事に初めて目を通して勝訴の喜びを家族と語り合った。そして、厚生省交渉での一部始終を夫に話した。

「こっちも大変だった。親戚、姉妹、友人、知人から勝利判決を祝う電話がかかりっ放しで、仕事が手につかなかった。他の人は二週間以内に国が『上告』するかも分からないことは知らないからね。マスコミの取材攻勢には疲れたよ……」

生真面目な夫は苦笑いしながら言った。

「あれだけ大きく新聞に全面勝利と出たら裁判は終わり、勝ったのだと世間の人は思っているよ。厚生省交渉では、国は上告する前に原告と会うと約束したけれど……」

長い年月を経て勝ちとった判決だったが、国が未認定者についてどう考えているか手放しで喜んでばかりではいられない。同じ未認定者を含む大阪の原告も、福岡高等裁判所における勝利判決を我がことのように喜んだが、国の上告の有無を固唾をのんで見守った。

さらに東京での厚生省交渉を終えて帰宅すると、会社の仕事とお盆を迎えるための支度が待っていた。

床の間の掛け軸を仏画で般若心経が手書きされたものに架け替えた。この掛け軸は、一審の判決を誰よりも喜び、記念にと別府の正木岸生さんにいただいたものである。被害者の会設立で中心的存在だった正木さんは、後に病で倒れてリハビリを続けながら、一筆ひと筆書かれたと聞いた。ご自身は資料不足で裁判を諦めた一人でもあったが、法廷の闘いを側面で支えてくれた。正木さんの思いがこもった掛軸は、お盆がくる度にいろいろのことを思い起こさせる。そんな正木さんが亡くなってもう七年ぐらいになるが、奥様とはいまでもお付き合いが続いている。

国、控訴を断念する

判決から一週間目の八月十七日、原告代表と弁護士は厚生省に出向き「上告断念」を促すために谷修一保健医療局長らと会った。

「国は上告する理由がないはずだ」と、馬奈木弁護団長は判決が指摘した責任論などを根拠に被害者の早期救済を求めた。それに対して「「まだ態度は決めていない」という厚生省との話し合いは平行線のままであったが「法務省と意見のすり合わせをしてから連絡する」

との言葉を引き出した。原告が要求していた厚生大臣の出席はやはり実現しなかった。

上告の件で、国にとっての問題点は、
①過失の認定
②因果関係（未認定者を認めた後のことが心配）
が考えられた。

二回目の厚生省交渉から帰った私は、自分たちでできる事はすべてやったと思ったが、国の答えを聞くまでは不安でじっとしていられなかった。

知り合いが後援会に入っている某議員が厚生大臣と同じ党であるので、議員から厚生大臣へ国に「上告を断念」するように働きかけはできないものか、恥も外聞もなく頼みに行った。ここまできて後悔だけはしたくなかった。

八月二十一日（土）の夜、新聞社のYさんより自宅に電話が入った。「国は、上告断念ということで動いているようですが、一人の原告について保留、検討している模様です」という内容。

その話の端々で保留されている原告が誰なのか、私にはおよそ見当がついた。国が上告断念に動いている。しかし、一人だけが「崖っぷち」に立たされているという。一番恐れていたことを耳にして、すぐに弁護士さんに電話の内容を伝えた。

そして翌日、三度目の厚生省交渉に行くことが決まり、弁護団での段取りがついた下田弁護士さんと厚生省で落ち合うことになった。

八月二十二日は日曜日で、お盆の帰省客が集中しキップの手配が難しく、一緒に行く大牟田の吉田恵子さんに私の家まできてもらい、黒崎駅二十三時二十六分発の寝台車で京都まで行き、翌朝、京都から新幹線で東京へと向かった。

被害者の会の設立から一審判決の十三年間、事務局をしていた私を補佐してくれたのが吉田さんである。そんな関係で二審から吉田さんに事務局を交代してもらい、今度は私が彼女の相談相手になっていた。この運動でいつも行動を共にし、お互いに私的な悩みも打ち

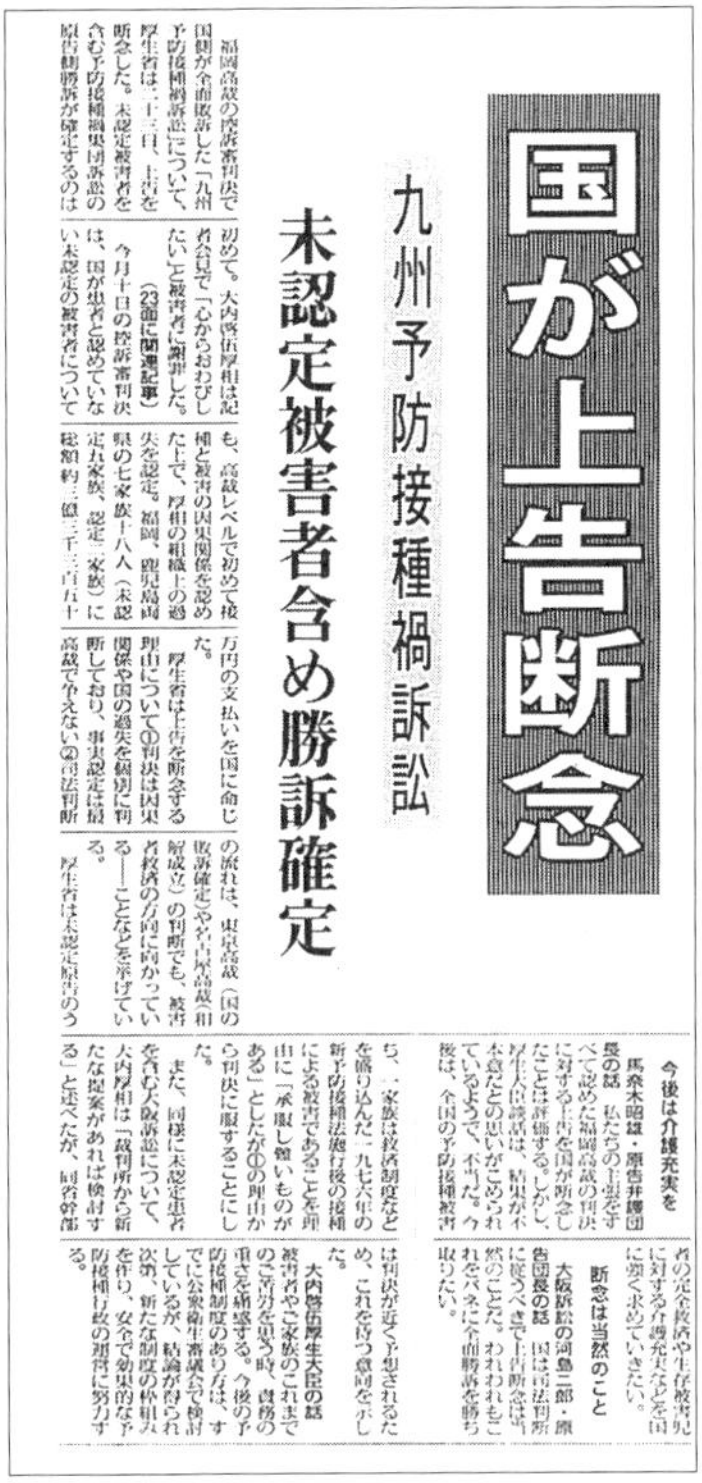

国が上告断念

九州予防接種禍訴訟

未認定被害者含め勝訴確定

福岡高裁の控訴審判決で国側が全面敗訴した「九州予防接種禍訴訟」について、厚生省は二十三日、上告を断念した。未認定被害者を含む予防接種禍集団訴訟の原告側勝訴が確定するのは初めて。大内啓伍厚相は記者会見で「心からおわびしたい」と被害者に謝罪した。

（23面に関連記事）

今月十日の控訴審判決は、国が患者と認めていない未認定の被害者についても、高裁レベルで初めて接種と被害の因果関係を認めた上で、厚相の組織上の過失を認定。福岡、鹿児島両県の七家族十八人（未認定五家族、認定二家族）に総額約三億三千三百五十万円の支払いを国に命じた。

厚生省は上告を断念する理由について①判決は因果関係や国の過失を個別に判断しており、事実認定は最高裁で争えない②司法判断の流れは、東京高裁（国の敗訴確定）や名古屋高裁（和解成立）の判断でも、被害者救済の方向に向かっている——ことなどを挙げている。

厚生省は未認定原告のうち、二家族は救済制度などを盛り込んだ一九七六年の新予防接種法施行後の接種による被害であることを理由に「承服し難いものがある」としたが①の理由から判決に服することにした。

また、同様に未認定患者を含む大阪訴訟について、大内厚相は「裁判所から新たな提案があれば検討する」と述べたが、同省幹部は判決が近く予想されるため、これを待つ意向を示した。

大内啓伍厚生大臣の話 被害者やご家族のこれまでのご苦労を思う時、責務の重さを痛感する。今後の予防接種制度のあり方は、すでに公衆衛生審議会で検討しているが、結論が得られ次第、新たな制度の枠組みを作り、安全で効果的な予防接種行政の運営に努力する。

今後は介護充実を

馬奈木昭雄・原告弁護団長の話 私たちの主張をすべて認めた福岡高裁の判決に対する上告を国が断念したことは評価する。しかし、厚生大臣談話は、結果が不本意だとの思いがこめられているようで、不満だ。今後は、全国の予防接種被害者の完全救済や生存被害児に対する介護充実などを国に強く求めていきたい。

断念は当然のこと

大阪訴訟の河島三郎・原告団長の話 国は司法判断に従うべきで上告断念は当然のことだ。われわれもこれをバネに全面勝訴を勝ち取りたい。

国の上告断念を報ずる「毎日新聞」
平成5年8月24日

明け励ましあった仲だ。いまでも姉と妹のような付き合いが続いている。

このとき福岡では、総理大臣と厚生、法務両大臣宛に上告断念を求める長文の電報を打っていた。関連する他の集団訴訟の原告団にも同様の協力を求めていたと聞く。その上で、「国は判決を受け入れ、予防接種行政を見直し、被害の根絶を図るべき」などとする声名文を発表していた。

二十三日（月）、厚生省前で下田弁護士とおち合い、私たちは係官に面会して上告を断念するように申し入れたが、その場で上告を断念するという言葉は聞けなかった。しかし何時間も経たない夕刊には「国、上告断念」という文字が大きく印刷されていた。

平成五（一九九三）年八月二十三日、国が控訴を断念して福岡高等裁判所の判決通り原告全面勝訴が確定したのである。やっと、長い裁判に終止符が打たれた。夫は六十歳に私は五十五歳になっていた。

未認定患者へ初の判断

勝訴した東京、名古屋での裁判はいずれも認定患者ばかりだった。行政が因果関係を否定した未認定患者への司法判断は、私たち九州の裁判が初めてのケースである。

それだけに厚生省では「東京判決と同じに考える訳にはいかない」として、法務省とも協議するなど対応についての検討が重ねられたという。国が上告を断念したきっかけは、「接種と障害発生が時間的、空間的に密接している上、ほかの原因は考えられない」として、原告全員を予防接種の副作用被害者と認めた福岡高等裁判所の判決が、最高裁で覆される可能性は少ないとの結論に至ったようである。また提訴から十四年が経過しており、法律論にこだわるより関係者の救済を優先させるべきとの判断もあり、上告断念の方針が決められたようだ。

国が最も上告断念に躊躇したのは、被害者に対する医療費や障害年金の支給などを盛り込んだ予防接種法が改正された昭和五十一年以降に接種を受けた一家族（未認定死亡患者一人）のケースであった。しかし、これに関しても因果関係や過失について「この一人について個別に判断した判決であり、上告断念したからといって、予防接種法改正後の被害者全体に補償を求めたのではない」との見解によるものらしい。

この時の政府は自民党政権、五十五年体制が崩壊し、日本新党、社会党、新生党、公明党、社民党、さきがけ、社会民主連合、民主改革連合による連立政権で、細川護熙総理大臣、三ヶ月章法務大臣、大内啓伍厚生大臣であった。

大内厚相は上告断念の理由について、

「国の救済制度で認定を受けなかった者についても予防接種と副反応事故についても因果関係を認めていること」や「昭和五十一年の予防接種法改正後の新制度の下で接種を受けた者についても、国の過失を認めている」ことを「了承し難い」としながらも、

「今回の判決は、因果関係や過失についての判断を個別ケースごとに行っており、その事実認定の問題を法律審である最高裁判所で取り上げていただくことは困難」とし、上告を断念したとする。

さらに、「被害を受けられた方々やその御家族のこれまでの御苦労に思いをいたす時、改めて厚生行政を預かる責務の重大さを痛感いたします」とし、今後の予防接種制度ににっいては「現在、公衆衛生審議会で検討を行っているところであり」「時代の流れに即した新たな予防接種制度の枠組みを作り、安全で効果的な予防接種行政の運営に鋭意努力」していくとした。

国が上告断念を発表したその日、私たちに判決を下した鎌田泰輝裁判長が定年退官したことを新聞で知った。

「未認定者は二重の苦を味わった……」という判決文の一言に「未認定者は、どんなに救われたか分かりません」という素直な気持ちを、私は手紙に書いて送っていた。が、その時は裁判長が退官されることは知らなかった。

やっと自分たちの主張が認められ目的が成し遂げられたが、あまりにも多くの時間と犠牲を払いすぎたせいか、小躍りして喜んだ一審での勝訴判決の喜びとは少し違った。

「国が上告を断念」して二、三日後だったろうか、食べたものが胃につかえたり吐いたりした。内科病院を受診したら、「急性の胃炎」ということで薬が処方された。

判決までの緊張の連続と、国が上告を断念するまでの二週間の間に厚生省に三往復している。そんな疲れと判決が確定した安堵感なのか。きついという自覚症状はなかった。

医師は私の話を聞いて、「しばらく安静にしなさい」と言ったが、体を休めた記憶はない。

勝訴は確定したが

勝訴判決が確定した一週間後、弁護士さんと原告の話し合いの場がもたれ、勝訴が確定して初めて全員が顔を合わせた。弁護団、原告団の弾けるような笑顔に、いままでの苦労が吹き飛んだ。

話し合いは、証人、支援者、支援団体への勝利報告とお礼の件と、勝利報告集会の日程と場所も検討された。また、当分の間忙しくなりそうだと原告の顔に緊張感が戻った。

「九月の上旬には、判決をテコに厚生省との行政認定の交渉をはじめる段取りになっていますから、忙しい日が続いてちょっと大変ですが、頑張りましょう」と、上田國廣弁護士さんは手帳に目をやりながら、国には、司法の判断に沿って未認定者の行政認定を速やかにさせなければならないと力説した。上田先生の話は立場上、厳しい内容の話になるのだが、さわやかな先生のスマイルに原告は好感をもっていた。

思えば、私たちが慣れない裁判を長年闘い続けられたのは、弁護士さんたちの支えがあったからだ。彼らの一人ひとりの芯の強さと情熱、なによりも正義感を感じた。裁判が進むに従い弁護士さんとの信頼関係が築かれたように思う。弁護士さんが笑顔で接してくれたことが本当に大きい。

いよいよ弁護士と原告が一組になり、分担しての挨拶回りが始まった。馬奈木弁護団長と吉田さんと私は、福岡を朝一番の飛行機で立ち、白木博次先生のお宅を改めて訪問した。その足で東京駅から特急「雷鳥」で、仙台の赤石英先生の家に回ったが、当たりは暗くなっていた。赤石先生のお宅で二十分ぐらいお礼の挨拶をして、仙台駅の近くのホテルで一泊、翌朝、北九州に帰ってきた。心配だった私の体はいつの間にか元の元気が戻ったように思えた。

丈夫な体に産んでくれた親に感謝である。

九州地区予防接種禍訴訟勝利報告集会は、平成五年十月一日の午後六時から、福岡国際ホールの十六階で開くことになった。

勝利報告集会の小冊子には、一審勝訴同様、表紙には全面勝訴の紙を掲げた判決の写真と原告の言葉を載せた。

会は、九州朝日放送の奥田智子さんの司会で始まり、喜びいっぱいの原告が紹介されて壇上に上った。私にとってもこのような日が迎えられたことが夢のようである。多くの人からの祝福の言葉、握手攻め、肩を抱かれて、やっと裁判に勝った実感が湧いた。

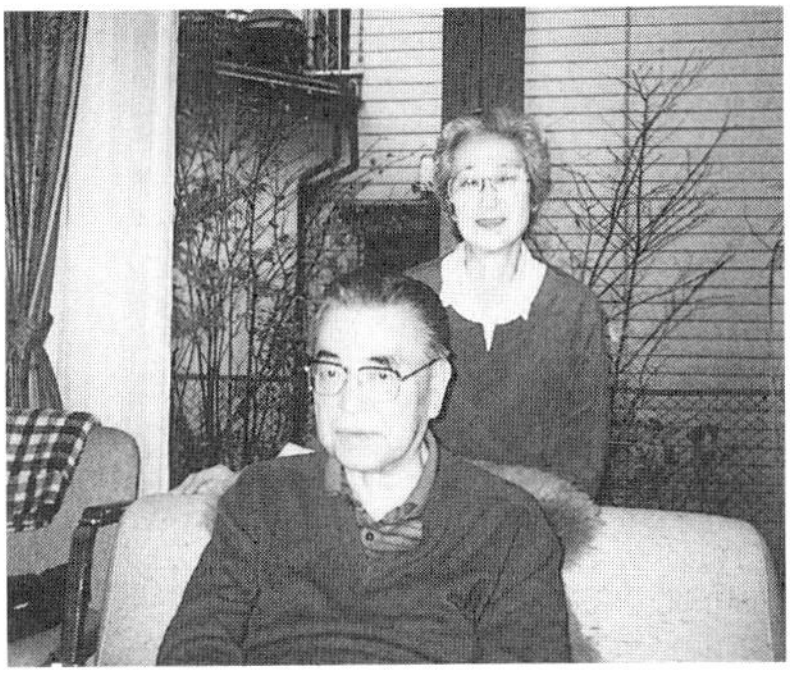

白木博次先生ご夫婦、ご自宅にて

やっと思いが果たせました。五実の無念の死を思い、予防接種問題が娘から親への宿題だと受け止め頑張ってきましたが、十五年におよぶ闘いは未認定というハンデイを乗り越えようと悩み苦しみ、判決日が近づくと眠れぬ日が続きました。待ち望んだ全面勝利判決は、悩んだだけ、苦しんだだけ喜びは大きく、その夜は眠るのが勿体ないくらいでした。

国の上告断念までの二週間、厚生省交渉のため東京を三往復して全員についての上告断念が分かった時は、「よかった」の一語です。

裁判は、医学論争で担当の中尾晴一弁護士さんにはずい分ご苦労が多いと、内心すまない気持ちでした。

「先生お疲れ様でした。本当に有難うございました」。また多くの方に、いろんな所で励まし支えて頂きました事を、心から感謝申し上げます。

この九州予防接種禍訴訟で未認定を含む勝利判決を確定させたことが、法定の闘いに加われなかった人の力になり、未解決の被害者救済への道につながることになれば私たちの本当の喜びです。


小冊子に寄せた夫と私の気持ちである。また馬奈木昭雄弁護団長は次のように書いた。

防接種禍訴訟を闘って！

馬奈木昭雄弁護団長

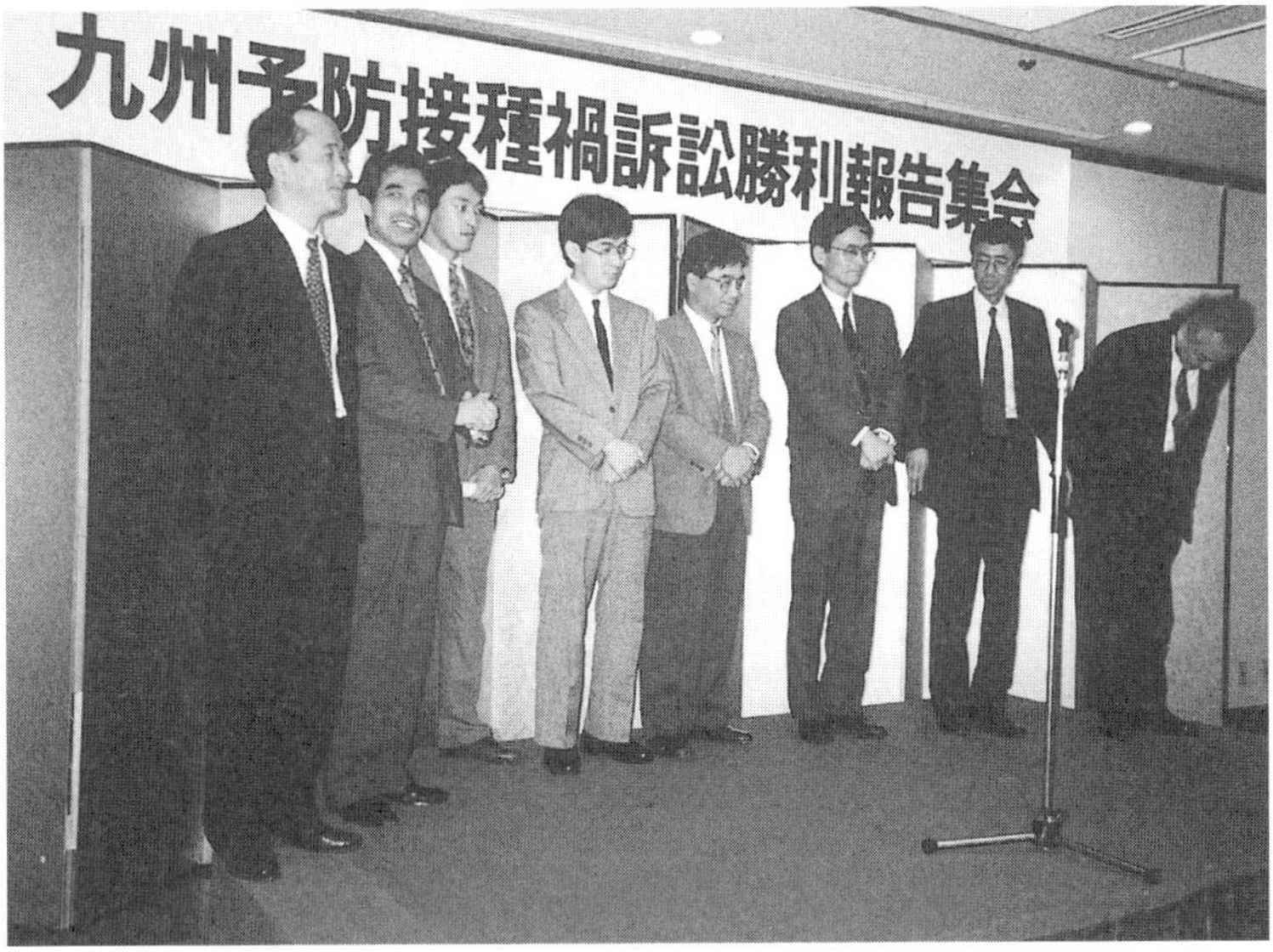

10月１日の「九州地区予防接種禍訴訟勝利報告集会」での弁護団のメンバー

これまで十四年をこえる長い年月、数少ない原告が、みんなでよりそい助け合って懸命に闘って勝ちとった判決です。私はこの判決を冷静に、客観的に受け止めることはできませんでした。私達はこれまで懸命に闘い、現在考えられる限りで最高の全面勝訴判決を勝ちとり、しかもそれを確定させました。弁護士としては、ごく普通に考えれば、それ以上なんの不満もないはずです。しかし、原告には「笑顔なし」なのです。「国はぜひ行政認定してほしい」「私たち親が死んだら、この子は誰が世話してくれるのだろう」原告の皆さんの声が響いています。原告のみなさんの笑顔、それはみんなの要求を徹底して追及し、実現を目指していく闘いのなかで、初めて得られるものではないでしょうか。

原告のみなさんの要求は、まさに社会正義を実現するものでした。

私達は裁判においても、国民に私たちの闘いを支持してもらえるよう、懸命に訴えてきました。国民の支持は私たちのその要求に心から共感を覚えた時、初めて得られるものだと思います。広い国民の支持と共感のなかで、はじめて勝訴判決を勝ちとることができました。

しかし、勝訴判決を勝ちとり、確定させた今、私達が国民に訴えた課題は決して達成されたわけではありません。現に国は認定制度の見直しなど、検討課題にすらしていませんし、予防接種行政を抜本的に改善することなど考えすらしていません。かえって「問題はない」と居直っています。裁判所が判決で金を払えというから、金だけは払いますと言っているにすぎません。

私達は上告断念後の記者会見で、「問題は決して終わっていないこと」「まだ全面解決ではないこと」をくどいほど強調し、国の不誠実な態度に対する怒りを表明しました。テレビや新聞は、いずれも私達の態度に共感して、支持を明確にした報道をしてくれています。

勝訴判決を勝ちとったことは、けっして闘いの終着点ではなく、闘いの出発点にすぎません。闘いの有効な武器を判決によって手にしたのです。

予防接種の被害者はまだまだ多数の人々が闇の中に、未確認のまま放置されています。今後も発生した被害者は次々と切り捨てられていくことは明らかです。そのようなことが二度と起こらないように、私達は認定基準の抜本的見直しと、被害者の完全な救済、予防接種自体の抜本的な改善を求めて、全国の被害者と手を取りあって、闘いを継続していきたいと思っています。それが私達の要求を実現する闘いでもあり、また私達の裁判を勝訴する大きな力になった全国の国民の支持に応えることにもなるのだと思うのです。

十八年目に届いた国の「詫び状」

認定にむけて再申請

判決が確定して一カ月後の九月二十日、弁護士と原告は判決をテコに未認定者の行政認定をさせるために厚生省との交渉に臨んだ。行政認定を受けることは、将来にわたって国の制度面での措置が受けられるということである。

ところが国は、一回目の交渉では答えを出さなかった。

年が明けて平成六（一九九四）年三月、待たれていた大阪の判決が下された。四十八家族中四十六家族が勝訴、二家族が敗訴（除斥期間）。

「除斥期間」については、先に東京の一家族が最高裁判所に上告していた。これに対して平成十年、最高裁は予防接種訴訟の除斥期間について「著しく正義・公平に反する場合には適用しない」との判断を示した。

また、このことはドミニカ共和国への移住者問題で、国は住民の訴えに対して「除斥期間」を、予防接種訴訟の除斥期間を解決した時の考えを適用した。

大阪の判決から一カ月後、厚生省から四月に交渉を再開してもいいとの連絡が入った。そして四月の交渉の席で原告の念願である行政認定への「再申請」の道が開かれることになった。厚生省の係官は、「それぞれの市町村の窓口で再申請をするように。死亡家族は『再申請書』に『死亡診断書』『埋葬許可書』を添付すること」と言った。判決から八カ月を経て、やっと厚生省が口にした言葉である。

骨壺の埋葬許可書

私も、再申請の準備にかかった。

「死亡診断書」は、数枚コピーしたものが手元にあったが、「埋葬許可書」が、関係書類の中をどんなに探しても見つからない。思い余って市の窓口に相談の電話を入れたところ、当時の火葬場は手狭となったために新しく立て替えられ、十七年前の五実の書類は破棄されてコピーすることもできないと言う。私は困り果てた。

「お手上げなのか。ここまできて本当に悔しい！」

なにも手につかず数日が過ぎた。

そして頭に浮かんだのは、「納骨堂に収めている骨壺を包んだ風呂敷の中に一緒に入れていないか」だった。すぐ佐賀の定林寺の住職さんに電話で事情を話した。

「分かりました。見てきますので……、折り返し電話いたします」と、住職さんは手短く言うと電話を切った。私たちは祈るような気持ちで住職さんからの電話を待った。

「ありましたよ。すぐ送りましょう」。その返事に、夫と私は受話器のむこうの住職さんに何度も頭を下げた。翌々日、定林寺からの郵便が届いた。

封を切って出てきたのは薄い筋いりの茶封筒で、ところどころ擦り切れており、十七年の長い年月をまた思い起こさせた。探し求めていた「埋葬許可書」である。

あとは市から「再申請書」の用紙をとり寄せて書き込むだけとなった。

またしても「法の壁」

五月二十日、北九州市保健局保健予防課の平野係長から、今からお伺いしたいと職場に電話が入り、まもなく二人連れでみえた。

開口一番、「再申請の件で、厚生省からの連絡を伝えにきました」という平野係長の話を、夫と私は怪訝《けげん》な面持ちで聞いた。

平野係長の説明によると、

「五実さんの死亡は昭和五十二年二月二十四日二十三時二十分です。翌日の二月二十五日に予防接種に関する新法が施行されました。五実さんの死亡は新法施行の四十分前で、今回の再申請は新法の範囲でということですから、枠外であり『再申請』の資格がありません。したがって『再申請書』の用紙は渡せません。ただし生存者はこの限りではありません」

とのことである。

私たちは唖然として、目の前の職員を見た。

「司法の判断に従います。それぞれの自治体の窓口で再申請するように……」と、四月の厚生省との交渉で厚生省の担当者が言ったではないか。その時の言葉の一言一句は私たちの脳裏に深く焼きついている。

「ただし再申請の資格は法のこれこれの範囲で」という話は交渉の場ではなかった。

平野係長たちに、五実の発病からなぜ裁判を起こしたのか、勝訴までの苦労と厚生省交渉の結果である今回の「再申請」のいきさつを長い時間をかけて話した。

「厚生省のこんなやり方をどう思われますか。私たちの立場になって考えてみてください。

黙っていられない気持ちは分かるでしょう。厚生省に掛け合ってくださいよ」と、夫と私は詰め寄った。係長たちは目を伏せて黙ったままだった。しかし、私たちの視線に耐えかね、「私たちは厚生省に何も言えません。ただ連絡があったことを伝えるだけです。前田さん、法は運用する者次第です……」と言った。

この言葉から平野係長たちの厚生省との間に立っての苦悩が読み取れとれ、これ以上は追及しなかったが、このときの状況は今でも鮮明に頭に残っている。

十五年に及ぶ司法の闘いでやっと手にした「再申請」の道を、またもや阻もうとする厚生省の態度は許せなかった。

私は担当弁護士の中尾晴一先生に、平野係長から聞いたことを電話して、厚生省交渉での話と違うから、明日にでも厚生省に行きますと告げた。中尾先生からの答えは、弁護団で話し合ってみるので少し待つようにということだった。

福岡高裁が予防接種による被害者だと認めた未認定五家族のうち二家族が生存、三家族は死亡であった。新法による「再申請」の対象範囲は死亡一家族と生存二家族。ところが残る死亡二家族には「再申請」の資格がないということである。

弁護団会議での結論は、二家族は新法に照らして申請はなじまない。また死亡家族の「再

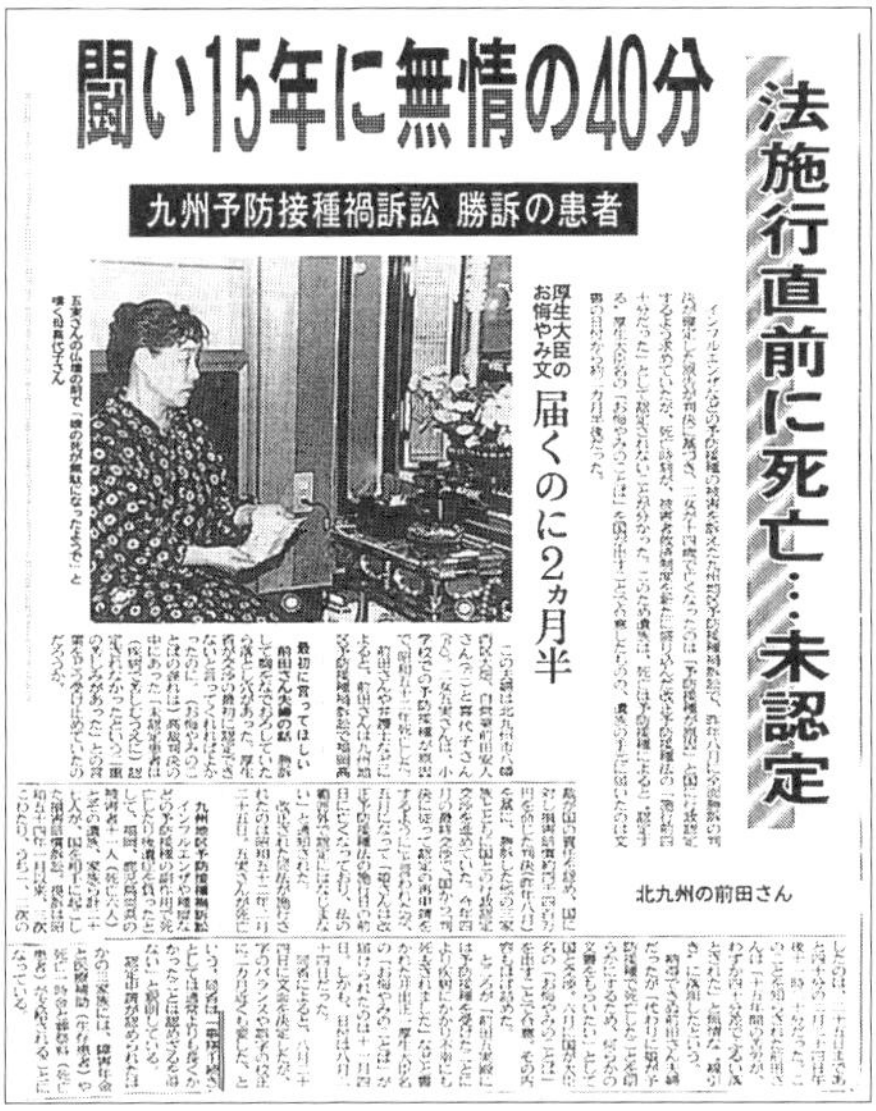
闘い15年に無情の40分

法施行直前に死亡…未認定

九州予防接種禍訴訟 勝訴の患者

厚生大臣のお悔やみ文 届くのに2ヵ月半

北九州の前田さん

最初に言ってほしい 前田さん夫婦の話

40分の法の壁を「無情の40分」と報じた
「西日本新聞」平成６年11月18日

申請」はメリットもない。ただし、「積み残しということではなく検討する」ということで、中尾先生が宿題として持って帰ったと、当時の私のメモには綴っている。

また、新法の元での「再申請」という連絡が、厚生省からY弁護士さんに届けられていたことを後になって聞いた。厚生省が連絡してきたことを、すんなり受け入れた弁護士さんへの不満は私のなかで簡単には消えなかった。

こんな思いをしたことは高裁の後半での分離和解の時でもあった。原告の気持ちと弁護士さんの論理の違いに悩んだのだ。弁護士と原告の立場の違いは仕方がないことかもしれないが、私は苦しみ、運動に対する気持ちが萎えたことがある。その度、自問自答しては重い足を前に進めてきた。

私たちが司法の判断を仰ぐ決断をしたのは、賠償金が目当てではなく、国の行政に怒り、過ちを認めさせて謝らせることだった。死亡家族には「再申請」をしてもメリットはない、というのは第三者の考えで、私たち原告の気持ちではない。

私は、いまの自分たちの気持ちをそのまま厚生省に手紙を書いて送ることにした。

厚生省への手紙

厚生省保健医療局　エイズ結核感染症対策室給付係長兼予防接種係長　須藤浩克様

前略ごめんくださいませ。予防接種原告の一人として厚生省交渉にそのつど参加して来ました。四月二十五日の最終交渉の場で、厚生省は因果関係について福岡高裁の判決に従うということで、再申請の提案をしました。

「やっとたどり着いた」と、長年の苦労が報われたと仲間と手をとり喜びました。ところが北九州市の保健予防課の方から、私のところは「再申請」できない旨の話があり唖然としました。なにが何だか分からないのでよく聞いてみると、五実の死亡が「法改正前」（四十分）だからということでした。

北九州市の説明によると「新法の範囲内での再申請だから、なじまない」ということでしたが、四月二十五日の交渉の場では「新法の範囲」という言葉はありませんでしたよ。「新法の範囲」という発言があったら、すぐさま「新法の範囲」とはと質問が飛ぶ

はずです。弁護士さんも全原告も聞いた人はおりません。（テープあり）

十五年、二十年にわたる闘いの交渉です。聞き漏らすことはありません。

しかし、なぜ、この場に及んでも、法の網を広げてふるい落とさないといけないのか。

「再申請」は、判決がらみの交渉の結果から生まれた特例ではありませんか。

私たちの判決文を厚生省の人たちも読まれたと思いますが、「未認定は認定されなかったという二重の苦を味わった」と、書かれていますね。娘は死亡しておりますので、行政認定の現実的な意義はないと考えられるでしょう。私たちもそう思います。

しかし、私たちにとって行政認定は精神面の解決なのです。そのことでビタ一文くれと言っているのではありません。

五実の発病で当時、高校受験を前にした姉、小学校入学を迎える弟がずい分苦労しました。小学校入学の説明会にも行けず、本人にどんなに不安な思いをさせたか。五実だけの健康被害ではなく、家族全員が巻き込まれた被害です。母親として、子どもの大事な時期に思いを掛けてやれなかったことはいつまでも残ります。そんな二人の将来のために、五実のことでハンデイを背負わせたくない親としての気持ちが裁判でもあったのです。

いまさら、この場に及んで厚生省の「法の範囲」云々はとても聞けません。（はじめて申請するのではないので……）

夫六十一歳、私五十六歳、仕事と予防接種で年を重ねてしまいました。まだこの先も、この問題を続けていかねばならないでしょうか。

「法の範囲」という事について難しいことは分かりませんが、私たちは法の下では平等でなければならないと思います。法が改正されても、不公平がないよう、法の谷間に置き去りにするようなことがあってはならないと思います。一部だけをクローズアップして国民を泣かせる道を、選ばないでください。

弁護士さんからも意見が述べられたと思いますが、どうしても気持ちの一端を伝えたく手紙を書きました。本当は厚生省に飛んで行きたかったのですが、気持ちを鎮めてペンをとり、悔いのないように思いを綴りました。

関係者の方々でよく検討してください。そして私たちの願いの叶う返事を、どうかお願いします。

福岡　原告番号一番　前田　安人

喜代子

厚生省に手紙を出した後も、私の中で二つの気持ちが綱引きをしていた。

長女の久美子はすでに所帯をもち、共働きしながら二人の子育てと忙しいが、何より元気である。弟の耕一も大学を卒業して自立している。司法が私たちの主張を認めて「因果関係」ありと判断したのだから、もうこれでいいではないか。

いやいや、なれない裁判に踏み切ったのは、国からの「謝罪表明」が欲しいという気持ちからではなかったか。

行政認定の死亡者には、厚生大臣名で死亡者宛に「お悔やみのことば」が届けられる。この一枚の「お悔やみのことば」のために裁判という険しい道を選んだのだ。

結局、夫と私は、一枚の紙切れ「お悔みのことば」にこだわった。

平成六年六月六日、中尾先生から電話が入った。
「厚生省との交渉の結果、死亡一時金の申請を出すように、それによって厚生省は認定審査会にかける。新法の下では死亡一時金については却下になる。ただし因果関係は認める。厚生大臣の『お悔やみのことば』（詫び状）は出すということです。どうするか返事をください」ということだった。（その時のメモによる）
夫と私は話し合って、「電話の内容で解決したいと思いますが、却下という文言ではなく工夫してください」と返事した。折り返し中尾先生からの電話があった。

「厚生省も前田さんの意向でオーケです。ただし死亡一時金はないということですよ。それでよいですか」

「はい、それで結構です。よろしくお願いします」

「それでは市にも連絡を入れときますので、前田さんは明日以降動いてください」

翌日、北九州市に「死亡一時金の支給申請書」を提出した。

十八年目に届いた国の「お悔みのことば」

勝訴判決が確定して一年四カ月が過ぎた。

平成六年十一月、厚生省からの「お悔やみのことば」が届いたと、北九州市から知らせがあった。

十一月四日、保健予防課の神谷トシ子課長と南川喜代晴係長は、井出正一厚生大臣名での「お悔やみのことば」を五実の仏前に供えると手を合わせて「誠に申し訳ありませんでした」と深く頭をさげられた。

五実の死から十八年目である。

厚生省は「お悔やみのことば」を、本当は出さないつもりだったらしい。そのことで神谷課長が厚生省に何度も足を運んだという。そのせいか、同じ原告で「再申請」の資格がないと言われたもう一家族は、「お悔みのことば」を手にしていない。

　長い年月を経て手にした一枚の紙切れ「お悔みのことば」は、私たちの知らない水面下で多くの人たちに多大なご苦労をかけてしまった。

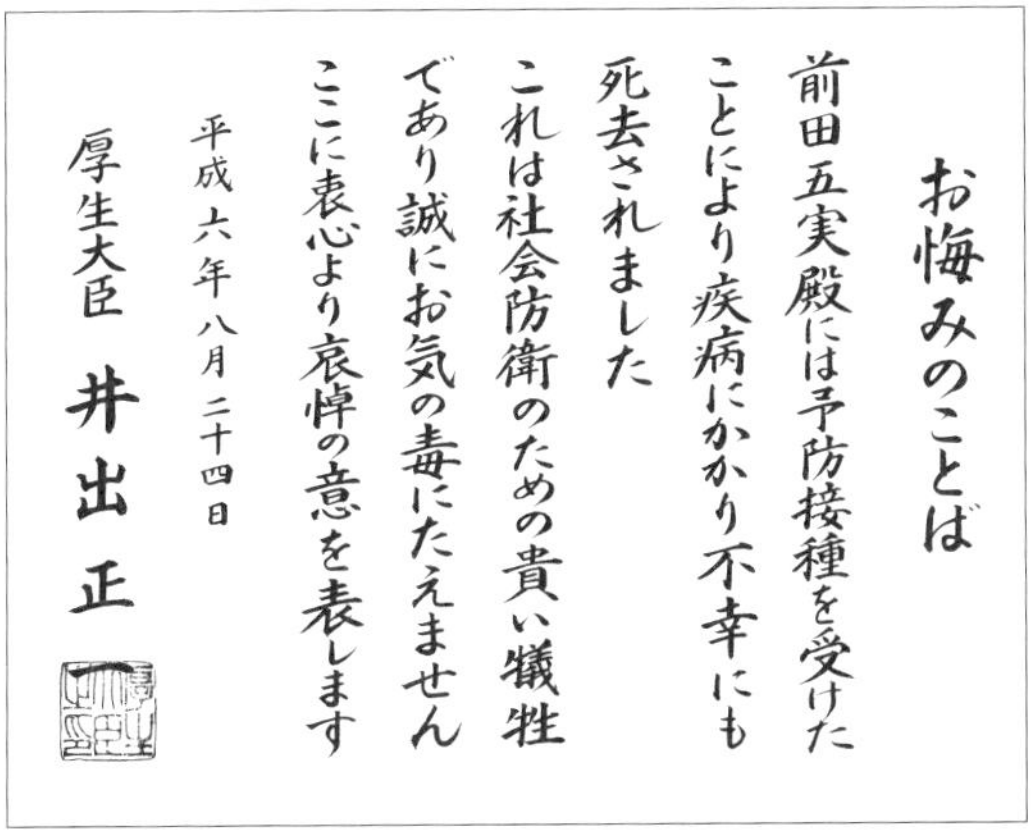
お悔みのことば

前田五実殿には予防接種を受けたことにより疾病にかかり不幸にも死去されました
これは社会防衛のための貴い犠牲であり誠にお気の毒にたえません
ここに衷心より哀悼の意を表します

平成六年八月二十四日

厚生大臣　井出正一

届いた「お悔やみの言葉」

　催促されて渋々出した国の「お悔みのことば」は、私には「詫び状」と写り、受取った喜びとは裏腹に心に重いものを残した。

　全国の仲間と闘った予防接種問題は、予防接種法の改正へと繋がり歴史の一ページを担ったことになる。

　また、特筆すべきは「除斥期間」について従来ならば、請求できる期間が経過し権利は消滅するということで、被害者は泣き寝入りかと思われたが、東京原告団の粘り強い運動もあって、最高裁判所に「著しく正義、公平に反する場合には適用しない」と判断させたことは大きかった。

私は五実が発病した時、三十七歳だった。それからの二十年の年月を振り返ると、闘いは山を越えたと思ったらまた山が見えるという連続であった。

「予防接種のことはもうこれで終わり」と心に決め「全国予防接種被害者の会」の役員の誘いも断った。今後は生存被害者に関する運動が主になるので、生存家族が中心になることが望ましいと考えたからだ。

そして、二十年に及ぶいろいろな思いと予防接種に関する書類をダンボール箱にしまい込んだ。

九州予防接種訴訟関係年表

和暦（西暦）	五実、予防接種禍訴訟関係	その他
昭和三七（一九六二）年	**六月、前田五実、北九州市八幡にて誕生**	若戸大橋完成、翌年の北九州市誕生にはずみをつける
昭和四五（一九七〇）年	全国予防接種事故防止推進会発足	三月、大阪万国博覧会開催
昭和四八（一九七三）年	六月、東京予防接種集団訴訟第1次提訴、以後5次に及ぶ	三月、ヴェトナム戦争、アメリカ軍が南ベトナムから撤退
昭和五〇（一九七五）年	**一月二一日、五実、前田小学校にてジフテリア四期接種を受ける。翌日から足の脱力感を訴える。一月二五日、五実、和田外科で診察を受ける。二月三日、五実、九州厚生年金病院で診察を受け、五日に入院となる** 四月、「関西予防接種被害者の会」発足 七月、大阪予防接種集団訴訟提訴	三月、新幹線の岡山、博多間開通する
昭和五一（一九七六）年	三月、東海予防接種集団訴訟第1次提訴、以後4次に及ぶ	七月、田中角栄元首相逮捕される
昭和五二（一九七七）年	**二月二四日、五実、亡くなる（十四歳）** 四月、九州の被害者五族が初めて会う 五月、弁護士と被害者家族の初めての話し合い 九月二四日、「九州地区予防接種被害者の会」発足	九月、日航機ハイジャック事件起きる

和暦（西暦）	五実、予防接種禍訴訟関係	その他
昭和五三（一九七八）年	**四月、被害者の会、弁護士との交流会** 六月、予防接種九州地区シンポジュウム **九月、福岡予防接種訴訟準備会、原告団準備会結成**	五月、成田新国際空港が開港する
昭和五四（一九七九）年	**一月二〇日、福岡地方裁判所に提訴、八家族二二名**	二月、西鉄福岡市内線全廃。福岡市内から路面電車が姿を消す。
昭和五五（一九八〇）年	**五月八日、福岡地裁第一回目公判** 五月、メーデーでのビラ配り（以後毎年のように行う）。 七月、福岡、北九州の母親大会へ参加（以後、毎年のように参加する）	七月日モスクワオリンピック開催。西側諸国ボイコット
昭和五六（一九八一）年	二月、予防接種被害を考える会結成	七月、福岡市地下鉄空港線の室見、天神間が開業
昭和五七（一九八二）年	**二月、福岡予防接種訴訟、追加提訴一家族（合計九家族二十五名となる）** 二月、第一回全国予防接種連絡協議会 六月、公害総行動デー参加 一〇月、札幌地裁で勝訴判決	七月、九州地方北部の集中豪雨で長崎市で大きな被害
昭和五八（一九八三）年	一月、福岡予防接種原告団、白木博次証人と検討会 三月、福岡原告団、福岡天神にてビラ配り開	四月、東京ディズニーランド開園

	始（毎月三日実施）	
昭和五九（一九八四）年	四月、高松地裁で敗訴判決 五月、東京予防接種集団訴訟、東京地裁、勝利判決、損失補償責任認める。国は控訴する	七月、ロサンゼルスオリンピック開催
昭和六〇（一九八五）年	一〇月、東海予防接種集団訴訟、名古屋地裁勝利判決。国は控訴	七月、徳島ラジオ商殺人事件再審で、被告人無罪の判決。
昭和六一（一九八六）年	六月、福岡スモンの会との交流会 一二月、名古屋高裁での控訴審始まる	四月、チェルノブイリ原子力発電所で爆発事故発生
昭和六二（一九八七）年	九月、大阪予防接種集団訴訟、大阪地裁勝利判決、損失補償責任を認める。国は控訴	四月、国鉄が分割・民営化
昭和六三（一九八八）年	二月、仙台、浜田訴訟、勝訴	九月、消費税導入が決まる
平成元（一九八九）年	四月、福岡予防接種訴訟、福岡地裁判決、損害賠償請求、損失補償請求を認める。国は控訴	一月、昭和天皇が崩御。西東ドイツが統一
平成二（一九九〇）年	二月、福岡予防接種訴訟、福岡高裁、控訴審始まる	八月、イラクがクウェートに侵攻。
平成三（一九九一）年	四月、小樽訴訟、最高裁第2小法廷判決、過失責任を認める。	六月、雲仙普賢岳で大火砕流発生
平成四（一九九二）年	九月、福岡高裁、原告側が裁判官忌諱申し立て、一〇月に却下 一二月、東京高裁判決、六一家族に国家賠償責任を認める、一家族は除斥期間	五月、国家公務員の週休二日制スタート

和暦（西暦）	五実、予防接種禍訴訟関係	その他
平成五（一九九三）年	七月、東海予防接種集団訴訟、東京高裁判決に沿って和解解決 **八月、福岡予防接種訴訟、福岡高裁勝利判決、七家族は国家賠償責任を認める。二家族は東京判決に沿って和解成立**	八月、細川護煕連立政権が発足
平成六（一九九四）年	三月、大阪高裁判決四十六家族は国家賠償責任を認める。二家族は除斥期間 四月、厚生省交渉で未認定者の再申請が話合われる **五実、四〇分の法の壁で再申請拒否される** **十一月、五実の仏前に井出正一厚生大臣の「お悔みのことば」が届く**	六月、村山内閣発足
平成一〇（一九九八）年	六月、東京原告団で、除斥期間とされた古川さん、最高裁判所での控訴審で最高裁は除斥について著しく正義・公平に反する場合には適用しないと東京高裁へ差し戻し	二月、長野オリンピック開幕
平成一一（一九九九）年	一一月、古川さん、国と和解 一一月、大阪予防接種集団訴訟で除斥期間とされた二家族、和解が成立	六月、男女共同参画社会基本法が成立。

あとがき

平成十五（二〇〇三）年、北九州市では「北九州市女性の百年史」（三年後『おんなの軌跡　北九州』として出版）の編纂に当たって、市民サポータの公募があった。私もサポータの一員となり、近世の女性をとり巻く環境がどうであったか、彼女たちの生きざまを学び研修を重ねていくうち、自分が歩いてきた道が昨日のことのように甦り、押し入れの奥にしまい込んでいたダンボール箱を開け、黴臭くなった手帳、変色して黄色くなった新聞のスクラップを手にした。

昭和五十（一九七五）年一月の、五実《いつみ》の発病から二年後に未知の世界に旅立たせた悲しみ。それから九州予防接種被害者の会の設立と裁判。当時のことが次から次に思い出されて、あの時と同じ涙が流れた。

五実は、二年間の入院生活の中で自分なりに楽しみをみつけては面白がり、ベッドスクールの先生で藤原花子《ふじわらはなこ》先生のことを「とうげんかこ先生」と言って周りを笑わせたりしていました。短い命を前向きに明るく生きた娘を、私は誇りに思う。
十五年に及ぶ裁判が決着し、これから人並みの生活に戻れる。苦しかった日々を、笑って思い出話でもしようと考えていたら、多くの方々がすでに鬼籍に入られていた。東京の原告団長白井哲之氏、名古屋の原告団長の秋葉幸三氏、大阪の代表幹事の河島二郎氏、証人の白木博次先生、赤石英先生、「この裁判は、正義の闘いだから勝たなければならない」とエールを送ってくださった横地秀夫先生、運動を側面から応援してくれた正木岸生氏、また、原告の二人の父親も亡くなった。残念でたまらない。

これを書いていた平成十七年十一月、私が住む北九州市八幡西区の八幡西生涯学習センターで「水俣病からのメッセージ＝水俣学」の公開講座が開かれ、講師に原田正純先生（熊本学園大学教授）がみえた。私は先生に会えることを夢のように思い、これは神様からのプレゼントだと心が躍った。「慣れない裁判で信念を貫けたのは、先生の新聞記事を読んだから」という内容の手紙を書いて会場に出かけた。その時は、お話をすることはできませんでしたが、後日、次のようなお手紙をいただいた。

あの記事があのようなことになるとは、全く思ってもいませんでした。本当にお礼を申し上げたいのは私の方です。自分がやってきたことが、少しは役にたったと思えると「治しえない病気を前にしたとき、医者に何ができるか」と問われたことのほんの一部なりと果した気がしました。ありがとうございました。長い裁判の過程で声をかけていただいたらよかったのにと思いました。役に立つかは別として、もっと早くお話を聞けたらと思いました。

私は、子どもを早く亡くすという一番の不幸を味わったが、たくさんの人との出会い、学びがあり、得たものは多いと思っている。

『女の軌跡　北九州市』の執筆者で、作家の後藤みな子先生に「このことは、ぜひ書いて残すべき」と励ましていただき、そして、船木邦彦先生には、初めての本作りにとまどう私にいろいろとアドバイスをいただきました。お二人に心より感謝申し上げます。

前田きよ子

平成二十年二月二十四日　五実の命日に

前田きよ子（まえだ・きよこ）　昭和13(1938)年、佐賀県杵島郡に生まれる。佐賀県立白石高校を卒業し就職。結婚を期に北九州市に移り、タイヤ販売・修理業を営む夫を支える。次女をジフテリア予防接種で失い、これを契機に15年にわたる裁判で国の責任を追及する。北九州市在住。本名＝前田喜代子

早春《そうしゅん》の風《かぜ》になった娘《むすめ》に
18年目《め》に届《とど》いた国《くに》の詫《わ》び状《じょう》

■

2008年6月23日発行

■

著　者　前田きよ子
発行者　西　俊明
発行所　有限会社海鳥社
〒810-0074　福岡市中央区大手門3丁目6番13号
電話092(771)0132　FAX092(771)2546
http://www.kaichosha-f.co.jp
印刷・製本　九州コンピュータ印刷
[定価は表紙カバーに表示]
ISBN978-4-87415-682-7